寻找光明

先天性白内障的医路历程

赵云娥 著

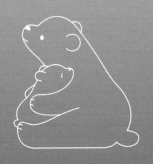

人民卫生出版社

图书在版编目（CIP）数据

寻找光明：先天性白内障的医路历程 / 赵云娥著
. —北京：人民卫生出版社，2020
ISBN 978-7-117-30155-8

Ⅰ.①寻⋯ Ⅱ.①赵⋯ Ⅲ.①小儿疾病－白内障－诊
疗－普及读物 Ⅳ.①R776.1-49

中国版本图书馆 CIP 数据核字（2020）第 107793 号

人卫智网	www.ipmph.com	医学教育、学术、考试、健康，购书智慧智能综合服务平台
人卫官网	www.pmph.com	人卫官方资讯发布平台

寻找光明
先天性白内障的医路历程

著　　者：赵云娥
出版发行：人民卫生出版社（中继线 010-59780011）
地　　址：北京市朝阳区潘家园南里 19 号
邮　　编：100021
E - mail：pmph @ pmph.com
购书热线：010-59787592　010-59787584　010-65264830
印　　刷：三河市宏达印刷有限公司
经　　销：新华书店
开　　本：889×1194　1/32　印张：6.5
字　　数：140 千字
版　　次：2020 年 7 月第 1 版　2024 年 12 月第 1 版第 3 次印刷
标准书号：ISBN 978-7-117-30155-8
定　　价：50.00 元

打击盗版举报电话：010-59787491　E-mail：WQ @ pmph.com
质量问题联系电话：010-59787234　E-mail：zhiliang @ pmph.com

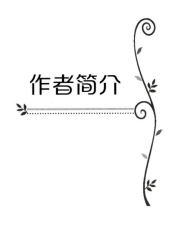

作者简介

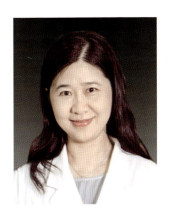

赵云娥,教授、主任医师、硕士研究生导师,现任温州医科大学眼视光学院、生物医学工程学院、附属眼视光医院副院长。任中华医学会眼科学分会专家会员、中国医师协会儿童眼健康专业委员会副主任委员、中国医师协会眼科医师分会儿童眼健康专业委员会副主任委员、中国女医师协会眼科医师分会屈光白内障学组委员、浙江省康复医学会视觉功能专业委员会委员。

赵云娥教授在我国晶状体病和视觉科学领域已经开展了20多年的基础研究和应用研究工作。研究方向主要有:儿童晶状体病的基础和临床研究,白内障手术精准测量和精准手术方面的研究,屈光性白内障手术的功能学方面的研究。在该领域的研究目前处于国内外先进水平,相关研究在 *Ocular surface*、*Investigative Ophthalmology & Visual Science*、*American Journal of Ophthalmology*、*British Journal of Ophthalmology*、*Journal of Refractive Surgery*、*Journal of Cataract & Refractive Surgery* 等权威专业期刊上发表。主持国家自然科学基金、省自然科学基金、省重点研发项目以及其他省部级课题多项，参与国家重点研发项目两项，主持浙江省创新学科儿童晶状体病学。致力于眼视光学的教学和教学改革探索，曾作为主要参与人获国家级教学成果二等奖、浙江省教学成果一等奖、浙江省高等教育教学成果奖二等奖等。开展白内障超声乳化手术技能训练和新进展继续教育项目已持续10年，多次在全国眼科年会现场进行手术演示，并开展数千人培训。

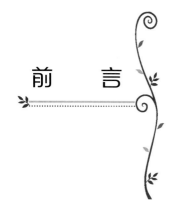

前　言

　　很早就想写这样一本科普书了，而且很早就已经开始动笔了。只是，总是因为种种忙碌而搁置。还记得过年连休几日，我和我先生——一位教企业管理的文科教授，一位曾经做过报纸编辑和记者的教授，讨论如何组织内容如何谱写文句，怎样书写才能通俗易懂又有妙趣。我多次与人民卫生出版社编辑讨论，商讨如何修改我的文稿，让这些文字更能走入读者的心里。去年去看望在美国读博士的儿子，在他家里，因为时差的关系，索性不睡，半夜起来奋力码字。飞机上高铁上，都惦念着这本脑子里的书，思绪翻涌，浮想联翩。"江上风烟积，山幽云雾多"。曾经熟悉的，经过我手术台的一张张小面孔，此刻都一一鲜活起来，不由得我不写。

　　为什么要写这样一本科普书呢？

　　多年的临床工作带给我太多的感触，也有太多的遗憾。相对于家喻户晓的老年性白内障而言，人们对先天性白内障知之甚少。先天性白内障患者是一个非常特殊的群体，不单单是白内障那么简单。先天性白内障从发现、诊断、手术以及术后康复治疗，孩子的康复之路相当漫长，贻误治疗时机会影响孩子的一生，影响整个家庭，也影响着整个社会。遗憾的是，有些家长缺乏相应的知识，又心疼孩子，不舍得让孩子接受手术，硬生生错失最好的视觉发育时间。有些家长明明觉得孩子有异常，以为孩子长长就会长好，却不懂得早点去看医生，寻求专业的帮助。更有些孩子，明明做了手术，却在家长的疏忽和溺爱中，没有进行术后的视觉康复训练，白白错过视功能发育的机会。

我们在医院里埋头苦干，现实中错失机会的孩子又有多少？正如苏轼所说，"月明多被云妨"。如果通过我的科普知识传播，能够帮助家长在困顿迷茫中获得知识，能够帮助家长早点识别宝宝的眼睛异常，能够帮助家长学会更好地照顾他们的白内障宝宝，能够帮助宝宝获得更适时更规范的治疗，让他们有一个明媚的未来，我的目标就达成了。为了能够通俗易懂地呈现这样一些知识给广大读者，我从逻辑上进行了梳理，设置了提问篇，通过 20 多个问题的提出，力求从先天性白内障的概念、早期发现、手术、手术以后的康复，手术并发症等诸多方面进行解析。同时，设置了故事篇，将我诊治过的一些病例写成故事呈现给大家，以鼓励和指导家长。

然而，我心里还是恐慌的。浸淫专业太久，要说出大家都懂的大白话不太容易，虽然时不时地跟患者解说也需要科普，虽然面对不同的群体做过很多次科普讲座，然而，写成白纸黑字还是很有心理压力的。怕经不起推敲，又怕不懂医的朋友看不懂，又怕不能引起不同文化背景的朋友的共鸣。

我每写好一篇，就请我家的文科先生读，他首肯了，就算初步写好了。他说这个写得不行，太简单，没内容，干巴巴，我就重新组织，愁断枯肠想让笔下文字活色生香。所以，这里每一篇都有我先生的挑剔和教导之功，如蒙读者不弃，也算不负他的苦心。

内容完成得差不多了，如何给书命名又让我颇费功夫。有一天中午，我们医院院长瞿佳教授来到杭州院区，瞿教授非常重视科普教育，我跟他谈起这本书，并请教他如何给书命名。瞿教授顿时灵感泉涌，建议此书以"寻找光明 先天性白内障的破解之路"为名。他说，这本科普书实际上不仅仅给普通百姓看，对专门从事这个行业的年轻人也会有很大帮助。在与人民卫生出版社沟通后，将书名确定为《寻找光明 先天性白内障的医路历程》，以体现患者求医之路以及在此过程中的心路历程。

写罢文字，为了方便大家理解，插入了一些眼病图谱，却又担心太过血腥。一次在和吕帆教授聊到这本科普作品时，吕教授建议加入一些漫画形式的插图，让这本书变得更加美好而温暖。搜肠刮肚找人画，突然想起我的一位在身边读书的学生。他爽朗地告诉我，赵老师，我会画的，你告诉我要求就好。真是太好了，真是多才多艺的学生。感谢我的研究生邹锐同学，本书的图片，除了我们拍下的照片，所有漫画草稿都是他精心绘制，并由出版社后期修改完善而成。

我还要和所有的家长说，本书所有的故事，都是根据我的小患者们的临床表现真实情况来编写的。为了避免大家对号入座，也为了避免冒犯隐私，我进行了一些创作，所以，是"纯属虚构"，如有雷同，纯属巧合。

赵云娥

2019 年 9 月 14 日 周六 杭州

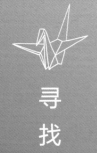

寻找

光

明

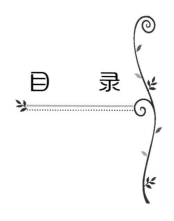

目 录

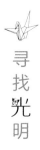

寻
找
光
明

第一部分　提问篇

什么是先天性白内障？

　　当父母怀着喜悦的心情等待着宝贝的降生，当妈妈历经艰辛和苦痛生下期待中的宝贝，谁能想到宝贝有可能患有先天性白内障呢，谁也不希望啊（正常晶状体是透明的，如图1）。尤其是现在年轻的爸爸妈妈们怀孕过程中都那么认真定期去做孕检产检，医生告诉爸爸妈妈们宝宝在肚子里长得棒极了，为什么后来却发现孩子患有先天性白内障呢？因为医学具有局限性，产检也发现不了一些细小的病变，虽然先天性白内障兹事体大，但是B超却不一定都能发现。再说，即使B超诊断出腹内胎儿的白内障，家长们还能不要孩子了不成？

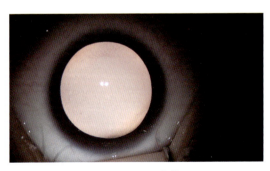

图1　透明晶状体

❧ 错入盲校的先天性白内障女孩

　　思绪拉回到二十年前，我们医院组织医师去盲校给孩子们做眼科检查，希望能通过一些医学方法把错入盲校的孩子带回光明的世界。有一些孩子是真正的盲，他们的世界没有光明，或者只有一点点光和影子（视力在 0.05 以下叫作盲）；但是有一些孩子属于低视力（0.05 ~ 0.3），是可以通过光学仪器的辅助，实现正常孩子的学习和生活的；还有一些孩子或许需要手术的帮助。年轻医师们把需要手术的小患者带回医院进一步检查评估，记得当时我去看一位患有双眼先天性白内障的十岁小女孩，她很腼腆，低着头，说话也很细声细气，我让她抬头检查时，发现她双眼严重震颤（因为有光又看不见东西，所以双眼为了追寻朦胧的光影而震颤），双眼瞳孔区发白，晶状体白色混浊（图 2）。

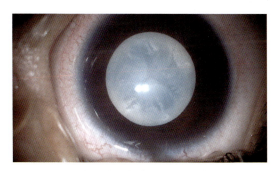

图 2　先天性白内障，晶状体完全混浊

　　这个孩子的诊断是：双眼先天性白内障，双眼重度形觉剥夺性弱视，双眼球震颤。我们给她做了 B 超，发现她眼底的结构是好的，我们再给她做了神经电生理检查，发现她的视神经还是具有一定的传导功能的，虽然比正常人差了太多。

先天性白内障，延误治疗效果差

父母觉得我们这样子认真检查，脸上扬起了希望，问："手术以后能看见吗？"妈妈遗憾地说："孩子生下来后我们发现孩子的瞳孔区是白的，她一直就看不见东西，当初家里穷啊。"

我问："一直没看过医生吗？"爸爸说："3岁去看过一次，当时医生说效果不好。"我心里觉得真是太遗憾了，让人唏嘘啊。这一次是有了慈善基金的支持，才让小姑娘有了再次看医生的机会，然而这个机会来得真是太晚了！我记得当时给父母的回答是："肯定不会看得很清楚，但是应该能看见一点，能看见一点总比这样好啊。"

什么是先天性白内障？

那么我们现在还能补救吗？还能帮助小姑娘复明吗？我是不是给了家长希望，然后又让他们失望呢？

我们先来看一下眼球的结构和工作原理（图3）。

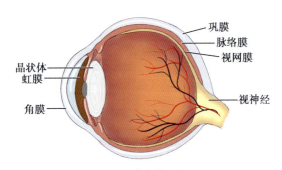

图3　眼球结构示意图

如果我们把眼睛比作照相机，那么，眼睛这架照相机很精密，在眼睑这个启闭如常的镜头盖下，藏着角膜和晶状体两个非球面镜头。角膜在眼睛的最前面，既起到保护眼球，又起到定焦镜头的作用；晶状体在眼球里面，躲在能够伸缩自如的瞳孔（相当于光圈）后面，起到变焦镜头的作用。眼睛这两个镜头要一起工作，协同聚焦，才能把所见万物尽收眼底。眼底有一层精细的结构叫作视网膜，正常的视网膜有如天底下成像质量最好的照相机底片，眼皮眨动之间，精彩纷呈尽收视网膜上。眼底有一个非常重要的结构叫作黄斑，黄斑中央区轻度下凹，被我们叫作黄斑中心凹，此处是负责看东西分辨力最高的位置；还有一个非常重要的结构叫作视神经，我们可以通俗地把视神经类比为数码照相机的数据线，视网膜接收到的视觉信号通过视神经这条数据线传到大脑视皮层。

先天性白内障就是指婴儿在出生时或者出生后半年内出现的晶状体混浊，相当于眼睛的第二个镜头，就是前面说的变焦镜头变得混浊了。

🥬 什么是形觉剥夺性弱视？

小孩子的先天性白内障和老年人的老年性白内障不同。对于老年人而言，他们小的时候获得过正常的发育，只不过在年长之后外界物影被白内障（混浊的晶状体）挡住了，这个时候只要"拨云除障"就可以恢复视力。但是对于小婴儿而言，当孩子从出生起即患有先天性白内障时，白内障会阻挡光线进入视网膜，黄斑区得不到正常通量的光线和物像刺激，就是说孩子的形觉被剥夺了，于是黄斑功能就不能够像正常的孩子一样正常发育,表现出来就是视力不好,因而医学上称呼这些孩子的弱视叫"形觉剥夺性弱视"。出生时白内障越严重越致密,形觉剥夺性弱视的程度也越严重。弱视严重了就会出现眼球震颤(就是眼球不自主地抖动),而眼球震颤又会加重弱视的程度。

这个十岁的小女孩做完手术后能有正常的视力吗? 答案是否定的。

我们回看一下之前的诊断,除了白内障,还有双眼弱视,双眼球震颤。既然她有双眼严重弱视,术后也不会有正常视力,还有必要手术治疗吗? 说来话长。

⚡ 先天性白内障的治疗时机

先天性白内障需要掌握一个合适的手术时机,方能使孩子通过弱视训练和视觉康复训练,获得正常或者相对正常的视力。弱视的治疗是有一个时间窗的,由于孩子的视力是一个逐渐发育的过程。总的来说,年龄越小效果越好,白内障严重者黄金时期是出生后一两个月内,如果失去了黄金时期,2岁以内依然是比较好的时期,五到六岁以前依然可以治疗,再不然,十到十二岁以前也可以通过训练获得一定的视力。这小女孩十岁了,虽然效果不好,但是谁能断定她就不会有一点提高呢? 我们给她做一个手术,建立她的正常视觉通道,恢复她的双眼光线进入眼底的能力,恢复她的黄斑接触外界光线和物像刺激的机会,她在术后哪怕能模糊地看见父母的脸孔,模糊地看见这世界纷呈的色彩,即使没有视力表上可以查到的视力,又有谁能说没有意义呢?

经过和孩子父母协商,我们决定给这个小女孩做白内障手术。

⤵ 先天性白内障手术

我们给孩子做了 A 超测量眼轴长度，检查了角膜曲率，计算好该植入的人工晶状体度数，很顺利地给孩子做了白内障手术。我先在前囊膜中央撕出一个 5.5mm 左右的环形囊口，然后把混浊的晶体皮质全部吸除干净，再给她做了一个后囊膜中央约 4mm 大小的撕除，然后用玻璃体切割头切除后囊孔后面的少量前段玻璃体，然后再把事先计算好度数的人工晶状体植入囊袋内。手术就结束了。也许大家有些了解，我们做成人白内障时有三个重要步骤，撕前囊，去除囊袋内的混浊皮质和核，植入人工晶状体。这个小孩先天性白内障，我为什么要在这三个重要步骤之外，还要撕后囊和前段玻璃体切除呢？这是因为装入人工晶状体的囊袋周边部残留有上皮细胞，小孩的这些上皮细胞非常活跃，几乎百分之百会再长一层混浊的皮质，我们叫后发性白内障，会重新阻挡手术建立好的视觉通道，而我们把中央后囊撕除并且切掉紧贴在后面的前段玻璃体，上皮细胞生长出来的混浊物质就没有长到中央区的支架了，也就不会发生再次混浊了。

⤵ 迟来的光明

次日查房给我留下了很深的印象。那天，阳光透过窗帘和煦地洒在小女孩的床头，爸爸妈妈急切地等在旁边，助手揭开了蒙在她眼睛上的纱布，大家凝神屏气等待着。小女孩有些怕光，急切地用手遮了一下，然后缓缓地睁开了眼睛，她眼睛清亮，眼神有些茫然扫视四周，然后震颤着停在了妈妈脸上，爸爸脸上，然后她转向了我。我猜她是看见一点了，但是看不清。于是，我问"能看见吗?"她有些害羞有些喜悦地点了点头，伸手摸向了妈妈的脸庞，是的，还是靠摸的，然后眼神一点点聚拢，似乎清明了些。我在她眼前大约 50 厘米处伸出了五个指头让她分辨，她看着我，犹豫地举起了她的五个指头，喜悦地说"我看见了"。我们带她去暗室用裂隙灯检查了她的眼部情况，她的角膜前房都很清亮，没有什么炎症反应，人工晶状体位置也很好，也就是说手术很好，然而眼睛还是非常明显地震颤着。

小女孩有一点惊喜的表情让我也有一点惊喜，这份"看见"，这份迟来的光明，也给她父母带来了惊喜。从只见光到能勉强看见手指头，也算一点点的进步，相信随着弱视训练，视力还会慢慢地提高一点。

孩子，都是爸爸妈妈的宝贝，谁不希望她的将来绚烂多姿?但是这个世界还是有很多让人无奈和痛心的地方。经济原因，对疾病认识的原因，使这些失去早期治疗机会的小天使们，过早地蒙上生活的阴影，我想，作为医生，我们能帮一点是一点，尽可能使这些小天使们享受到五彩缤纷的世界。

Tips

1. 先天性白内障必然会引起形觉剥夺性弱视，弱视的治疗有一个时间窗。总的来说，年龄(月龄)越小效果越好，白内障严重者黄金时期是出生后一两个月内，如果失去了黄金时期，2 岁以内依然是比较好的时期，五到六岁以前依然可以治疗，即使十到十二岁以前也可以通过训练获得一定的视力，总比不做手术强。

2. 先天性白内障的形觉剥夺性弱视，容易引起眼球震颤，眼球震颤会反过来加重弱视。

3. 先天性白内障的手术，不同于成人，为了防止几乎百分之百会出现的后发性白内障，手术需要去除中央后囊膜和前段玻璃体。

4. 对先天性白内障患者来说，手术只是第一步，接下来要通过配戴眼镜视觉训练进行康复治疗。

小孩也会患白内障吗？

白内障似乎是一种人尽皆知的眼科疾病，有许多上了年纪的患者来门诊，总是会说："赵医生，我眼睛看不清楚，可能是得了白内障，你给看看。"也有的患者会问："我眼睛干痒不舒服，是不是白内障呀？"

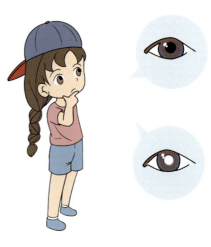

眼睛看不清楚，的确可能是白内障引起的，但是还有很多其他因素也会引起"看不清楚"。眼睛干痒不适就和白内障没有关系了，那可能是干眼症或者过敏性炎症，然而患者总是能往白内障方向考虑，足见这个病是多么的深入人心。

然而，说到小孩子，就不是那么回事了。

小孩子也会患白内障，叫先天性白内障

有一天门诊，一家四口宝爸宝妈还有奶奶抱着宝宝来就诊。

宝妈说："赵医生，我们家宝宝好像不会看人，不知道眼睛有没有问题？"

"宝宝几个月了?"

"宝宝快两个月了,别人家的宝宝这么大都会追着大人看了,我们的还不会。"

我拿笔珠灯光照了一下宝宝的瞳孔区,宝宝瞳孔很小,灯光下大约只有 1mm,没有发现明显灰白色改变,我又远远地用直接检眼镜照了一下宝宝的瞳孔区,没能看到红光。我们给宝宝散大瞳孔再检查。

散大瞳孔之后,宝妈也发现了问题,说,"赵医生,我们宝宝眼乌珠中央有一点灰色,是不是有问题?"

我给宝宝仔细做了检查。宝宝的瞳孔不容易散大,点了几次散瞳药花了半小时时间也勉强只有 3mm。晶状体后部中央灰白色混浊,眼底红光灰暗。双眼情况类似。

我告诉家长:"宝宝患有先天性白内障,看不见,所以不会追着人看。"

这个结果显然家长都没有想到,他们惊讶地愣住说不出话来了。

缓过神来后,奶奶先问:"医生,不是老年人才会得白内障吗? 怎么这么小的小孩也有白内障?"

"嗯,小孩会有先天性白内障,你瞧,门口那么多小孩,基本都是白内障宝宝,不少都已经做过白内障手术了。"

宝爸问:"赵医生,那接下来怎么办?"

我:"孩子快两个月了,双眼先天性白内障,需要手术。"

宝妈和奶奶非常着急,都快急哭了:"医生,宝宝那么小,能不能不做手术?"

我:"不做手术孩子看不见呀。"

宝爸问："那能不能大一些再做？"

我："宝宝的视觉发育有一个时间窗，错过这个时间窗，将来容易严重弱视，视力训练比较难。所以，如果全身情况许可，还是要早点手术。"

小孩的先天性白内障和大人的白内障有很大的不同吗？

是的。

小儿先天性白内障和大人的白内障是有本质的区别的。

从病因来说，小儿的先天性白内障有可能是遗传因素引起的，也有可能由环境因素比如宝妈孕早期三个月内病毒感染或者药物射线等环境因素引起（详见后文"宝宝为什么会得白内障？"）。而大人的白内障，大都是老年性白内障，是由年龄相关性退行性改变引起的，有一些是糖尿病、高度近视以及眼部炎症等引起。

从临床表现来说，白内障会引起视力下降甚至失明。严重的先天性白内障从出生开始即视力很差甚至看不见，手术以后也没有办法马上恢复，需要经历很长一段时间的康复训练才能好起来（详见后文"如何给宝宝做视觉康复训练？"）。而大人的白内障则不同，他们的视力是在幼小时候得到了很好的发育，如今年纪大了只是因为白内障挡住了光线照入眼底，只要做完手术，即看见了，不需要做康复训练。当然，有些老年人因为眼底疾病，视力恢复不佳，这种视力不好是没有办法通过康复训练提高的，部分老年人可以通过低视力助视器验配改善生活质量。

从疾病的危害程度来说，先天性白内障若不及时治疗，会引起严重弱视、眼球震颤、斜视等（详见后文"宝宝为什么会斜视？""宝宝为什么会眼球震颤？"）。婴幼儿视觉发育存在一个窗口期，错过窗口期，视觉发育会失去它的黄金时间。手术以后视力是需要训练的，斜视也不可能自行好转，是需要手术治疗的。所以，先天性白内障如得不到及时治疗，不仅影响孩子的视觉发育，同时会阻碍孩子的行动能力发展以及生理心理健康，也会给家庭和社会带来严重的负担。而老年性白内障不一样，一般来说，老年性白内障的手术时机范围比较宽，可以选择白内障程度比较轻的时候就手术，及时改善视觉质量。而有些老年人害怕手术，等到非常严重甚至伸手不见五指才来做手术，只要患者眼底没毛病，手术以后基本能恢复正常视力。当然，有些老年人在白内障加重过程中会引发青光眼，需要医师早期介入进行白内障手术预防青光眼。有些老年人在白内障加重过程中会引发外斜视，白内障手术后视力得到恢复，大部分患者的外斜视会自然消失。

　　从医师手术的角度来说，小儿先天性白内障不是老年性白内障的缩小版，相对老年人来说，小儿白内障的手术和围手术期的治疗均复杂很多。

　　上面说的这个宝宝，还需要做一些其他的眼部检查，待他们查完回来，似乎已经完全接受了宝宝的疾病和需要手术的事实，已经能够从容面对了，大概是和其他宝宝家长交流的结果吧。

　　宝妈："赵医生，检查结果有什么特别的吗？你给看看。"

　　我："目前来看，眼压正常，B超检查眼底视网膜在位，没有其他特别的发现。可以做白内障手术。"

宝爸："那就请你安排一下手术好吗?"

我们让家长给孩子做心脏超声、胸片、心电图等检查,约好手术时间尽早安排手术。

1. 小孩的先天性白内障,可能导致弱视,视觉发育有一个时间窗,需要及时手术治疗。

2. 如果发现小孩子该会看的时候不会看,需要及时看医生。

3. 小孩的先天性白内障,无论从病因、对孩子的影响、术后的康复以及治疗方法,均和大人的白内障有很大的不同。

宝宝为什么会得先天性白内障？

ⅴ 患有先天性白内障的家长要早早关注宝贝的眼睛

记得有一天门诊，来了一对双胞胎女宝宝，奶奶抱一个，外婆抱一个，爸爸妈妈拿着奶瓶毯子等，一家子人来到诊室。两个宝宝7个月了，两个孩子四只眼睛都是小角膜、小瞳孔，瞳孔区发白混浊，并且眼球震颤。我给他们滴了散瞳药物，想了解散大瞳孔后的情况。然而，两个宝宝的瞳孔都只能散大一点点，白内障变得更加明显，眼底仍然看不入。

两宝宝的诊断是"双眼先天性白内障，双眼小角膜，双眼形觉剥夺性弱视，双眼球震颤"。

双胞胎宝宝除了白内障，瞳孔散不大，有些宝宝是因为瞳孔开大肌发育不良引起瞳孔散不大（图4），有些宝宝可能是慢

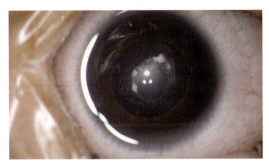

图4 小眼球小角膜的双胞胎宝宝，先天性白内障伴有后囊膜缺损

性炎症引起瞳孔散不大。我想到宝妈宫内感染的可能性。

于是我问宝妈："你怀孕三个月内有感冒过吗?"回答:"没有,孕期一直挺健康的,没有生过病。"其实,彼时我已经注意到宝妈眼神"不灵光"呢,再抬头看了一下和宝妈长得比较像的外婆,心中了然了。

双胞胎的外婆双眼瞳孔区发白,眼球震颤,说明她是一个先天性白内障患者,还不曾做过白内障手术。双胞胎的妈妈,眼球震颤的同时瞳孔区闪闪发亮,经过裂隙灯检查,发现她做过白内障手术,并且植入了人工晶状体,发亮的是人工晶状体的反光。宝妈说:我六岁做了白内障手术。外婆接着解释:"小时候家里穷,她手术以后比没做的时候好些,能生活自理,现在做生意还不错。"我同时检查了外婆,发现她有核性白内障,鼻下方虹膜缺了一段,原来她做过"光学性虹膜切除术"(这是过去白内障手术技术能力不足而采取的一种折中疗法,针对一些中央混浊周边透光的部分性白内障患者,切除一段虹膜增加眼内光通量来改善视力)。

❧ 先天性白内障具有遗传性

我扫视了一下双胞胎的爸爸和奶奶,他们并没有白内障。所以,这个时候原因就非常明确了。这是祖孙三代四口人的先天性白内障,典型的遗传性白内障。双胞胎的白内障来源于外婆和妈妈,至于外婆之前的家人情况就问不清楚了。

我的病人中,不乏一家祖孙三代好多人患有先天性白内障的,或者是父母双方都有先天性白内障,生下的宝宝也患先天性白内障。这个家族中,外婆的是核性白内障,两个宝宝的是以后半部分混浊为主的部分性白内障，妈妈当初记载不详不知道是什么类型的白内障。先天性白内障的遗传学特征比较复杂：不同的临床表型可以有相同的基因异常，相同的临床表型可以有不同的基因异常。这一家子到底是怎样的遗传和基因异常，还需要基因诊断。同时，宝宝们已经七个月了，希望手术以后抓紧进行康复训练，给孩子一个光明的未来。

❧ 先天性白内障可能伴有眼内的其他发育异常，比如后囊缺损等

我们和家长就是否植入人工晶状体进行了讨论。宝宝除了白内障，还存在眼球发育异常，角膜很小，眼球也很小，同时还可能存在葡萄膜炎症，不适合当下植入人工晶状体。取得共识后，我们在同一天为这对宝宝安排了手术。手术中我们还发现他们两人四眼均存在后囊膜缺损。手术顺利完成，手术后给宝宝配上眼镜，逐步进行康复训练，每次复查家长和宝宝的笑容都显得越来越明媚，孩子的震颤越来越不明显，视力越来越好，行动能力也越来越强。同时，我们对他们祖孙三代，包括孩子的爸爸都进行了基因分析，发现是同一种基因突变造成的，从外婆开始，属于常染色体显性遗传。

❧ 先天性白内障不仅可能伴有晶状体的其他发育异常，还可能有其他系统性疾患

据文献报道，先天性白内障发生率在我国为 5‰，失明儿童中有 22%～30% 为白内障所致，表现为单纯性白内障或伴发眼部及其他全身发育异常。双眼白内障中约有 25% 至 50% 的

先天性白内障可以找到遗传学依据。随着基因研究的蓬勃发展，将会有更高的比例被证明是遗传性的。遗传性白内障主要分为四种类型：①独立的或非综合征性白内障（即没有其他异常，只有先天性白内障）；②合并其他晶状体异常的白内障（即有先天性白内障伴有其他晶状体异常，如永存性胚胎血管PFV、晶状体半脱位、球形晶状体、部分悬韧带发育异常导致的脐状凹陷等）；③系统疾病相关性白内障（即先天性白内障伴有身体其他部位异常，如心脏、肾脏、颜面部等发育异常，心智发育迟缓等）；④先天性代谢异常导致的白内障（如半乳糖血症、低钙血症等）。

对于遗传性白内障，需要进行精准的基因分析才能确定基因的遗传或突变，即进行"基因诊断"。基因诊断，大部分情况下可以揭示家族后代的遗传规律。目前还没有办法进行基因治疗，只有研究者们在基因诊断方面研究的逐步深入，才有可能开创基因治疗方法。

⬩ 家长没有先天性白内障，宝贝也可能有遗传性白内障

上面提到的双胞胎宝宝具有明确的遗传病家族史，基因检测也证明了遗传来源。然而，临床上有一些宝宝也是遗传性白内障，却没有明显的遗传背景。

记得有一天诊室来了一家看上去非常眼熟的宝妈宝爸，手里抱着两个月大的小女娃。原来真的是老病人了。妈妈说："赵医师，我儿子以前是你在温州时候做的手术，先天性白内障，我们现在因为工作关系搬到外省了，呐，两个月前生下了小

女儿，担心什么就发生什么，女儿也有白内障呢，你给安排一下手术吧。"

我问："那么什么时候发现白内障的呢？"

"一直心里不安，生下来就天天盯着瞳孔看，刚开始就有一点白了，现在越来越白。估计不能拖了。"

我让宝妈回忆一下儿子当年的情况，宝妈说"当初也是这样的，生下来一点点白后来越来越白，三个月的时候第一次手术，然后戴眼镜，两岁装了人工晶状体。"

"那么现在情况怎样了？"

"哥哥十几岁读初中了，视力还好，就是有 600 多度近视了。"我让他们下次把哥哥也领来看一下，这次主要先解决小女儿的问题。

我仔细给小女娃做了检查，现在可以说是完全性白内障了，而且孩子已经 2 个月大，全身发育得都还不错，是该抓紧手术了。

这对宝妈宝爸非常淡定，这次相当于当年儿子的过程再经历一遍，沟通完全无障碍，当下就决定住院，待检查完善后马上手术。手术后一周，给孩子配了框架眼镜，两周拆完线并做了眼底检查，一切正常。在妈妈积极配合下，宝宝术后一个月就配上了硬性角膜接触镜（RGP），之后每回复查，妈妈带来的都是宝宝视力不断成长发育的视频，而且，宝宝在诊室里也越来越活泼。后来我们给哥哥做了检查，发现哥哥有轻度眼球震颤，矫正视力右眼 1.0 左眼 0.6。

这一对兄妹都有白内障，我仔细询问了这对父母，他们表示自己都非常健康，祖上也没听说有先天性白内障。

那么，这样的情况又是怎么回事呢？父母好好的，怎么生下来孩子都有白内障啊？

在遗传学上有一个现象叫基因突变，突变的基因是可能遗传给下一代的。当然，具体到每一个家庭，若要明确情况，则需要进行基因检测。

⬎ 宝宝在妈妈肚子里也可能感染病毒引发先天性白内障

还有一些宝宝的白内障是属于非遗传性白内障。记得有一位来自武汉的七个月宝宝，一出生就被诊断"双眼先天性白内障"，同时宝宝还曾经有全身多脏器疾病，肝肾功能异常，在小儿科明确诊断为"巨细胞病毒感染"，妈妈的血清学检查也提示曾经有巨细胞病毒感染病史。那么这个宝宝应该是巨细胞病毒感染引发的白内障。

非遗传性白内障是在胚胎发育过程中由于局部或全身疾病引起的晶状体混浊。如孕妇宫内感染（弓形虫、风疹、巨细胞病毒、单纯疱疹病毒和梅毒等），宫内暴露于药物或辐射等。尤其是近年来由于早孕期感染风疹病毒致白内障的高发病率已引起高度重视，发生在妊娠 2 月内风疹感染所致的白内障发病率可达 100%。营养不良及代谢障碍是儿童白内障的另一主要原因，如母体妊娠期糖尿病、甲亢、贫血、低钙、维生素 A 缺乏等，以及新生儿代谢紊乱如低血糖，甲状旁腺功能低，半乳糖血症等。一些理化因素也是病因之一，如出生后因各种危重疾病长时间吸氧史、接触射线等。这些病因的诊断，需要孕妈妈提供详细的病史以及妈妈和宝宝的血清学检测结果。

这位武汉的宝宝，经过数月的抗病毒治疗治愈，全身情况稳定之后，妈妈非常着急宝宝白内障的治疗。我们分析宝宝双眼的先天性白内障也是巨细胞病毒感染引起的，由于全身巨细胞病毒感染已经得到有效控制，所以我们觉得也是时机给孩子做白内障手术了。

　　然而作为主刀，我有一种担心，我担心手术后会不会出现巨细胞病毒的眼部感染呢？回想起书本和文献都告诫我们的言语，对于风疹病毒感染的白内障，手术要慎之又慎，因为手术后有可能出现风疹病毒性炎症。而巨细胞病毒性白内障也可能出现这种情况吧，虽然以前没有这么明确的碰到过。要知道这孩子生下来就没有健康过，一直在用各种药物抵御病毒，抗击多脏器功能不全，如今才大病初愈。而全身抵抗力比较差的大人也有不少人罹患眼部的巨细胞病毒感染，表现为葡萄膜炎视网膜炎甚至视网膜炎症溃烂出现裂孔然后视网膜脱离，需要大剂量更昔洛韦进行抗病毒治疗甚至手术治疗。如果这孩子出现这些问题，岂不是比不做手术还要糟糕吗？

　　我和宝宝妈妈进行了一场艰难的沟通。

　　我坚持说需要在手术前后全身使用更昔洛韦，目的是预防围手术期病毒复发。为此我电话请教了我的新生儿科专家的老同学，应该如何用药如何避免药物毒性等。

　　妈妈却很坚决地表示只要手术不要更昔洛韦，因为孩子用了太久的更昔洛韦才停掉没有多久。最后我们达成共识，先不用，术后密切观察，一旦出现病毒感染迹象，及时用药。然而对于一个七个月大的懵懂宝宝来说，密切观察不是一件容易的事。

　　我们给孩子做了手术，手术中发现孩子的前后囊膜不像别

宝宝为什么会得先天性白内障？　|

的孩子那般透明有弹性，而是因为炎症出现了机化显得很僵硬而且增厚（图5）。我们使用晶状体切割的方式切除了白内障，切除了部分前段玻璃体，没有植入人工晶状体，然后在术后一周给孩子配上了远视眼镜，并且在术后两周给孩子进行了Retcam眼底检查拍下了眼底照片，发现孩子眼底很正常！孩子从看不见到看得越来越好，我心里的石头终于落了下来，孩子终于没有出现我担心的问题，可能确实是之前用了很久的抗病毒药物起了作用了。

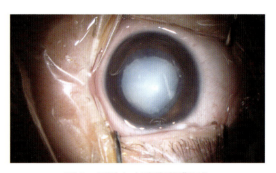

图5　严重白内障伴囊膜机化

遗传性白内障是遗传之痛，目前来说，真的是防无可防，然而对于这些感染或者暴露因素，需要孕妈妈们在孕早期谨慎避免。在晶状体形成过程中，胚胎发育的任何一个环节被破坏，都可能导致一定程度的先天性的晶状体异常，而白内障是最常见的晶状体病理改变。所以尤其需要注意怀孕早期的保护。

另外，大多数单眼先天性白内障病例为特发性白内障，所谓特发性，是指目前找不到原因，归之于"特发"。或许，随着研究的深入，有些可以明确深层次的病因。

目前，只要治疗及时，训练得当，先天性白内障的治疗效果应该说是不错的。现在的家长都重视孩子的教育,所谓的"不能输在起跑线上"。所以我们要从源头上重视起来,希望通过基因学的研究,将来能做到基因治疗,希望减少感染性或其他暴露性因素,减少先天性白内障的患病率,实现优生优育。

1. 患有先天性白内障的家长要早早关注宝贝的眼睛,出生后一个月内就到医院做个检查,以明确有无遗传到父母的先天性白内障。

2. 父母没有白内障,第一胎生了先天性白内障宝宝,一定要注意二胎宝宝的眼睛。

3. 孕妈妈早孕三个月内有感冒病史的话,出生后要密切关注宝宝的眼睛,因为风疹病毒感染很像感冒,风疹病毒感染可以引起宫内感染,诱发先天性白内障。

4. 家长若在孕期感染巨细胞病毒,或其他明确的病毒感染性疾病,宝宝出生后也要及时检查,密切观察宝宝的全身情况和眼部情况。

家长如何发现宝宝的白内障?

我们说对于宝宝的先天性白内障及时发现非常重要,因为孩子的视觉发育有一个时间窗,但是,家长很困惑,我们怎么及时发现呀?

ⅷ 婴儿瞳孔区发白,可能患了白内障

有天上午出门诊,遇到一件事,想来觉得挺遗憾的,写下给大家提个醒。一位年轻妈妈抱着小家伙说孩子得了先天性白内障了。这不奇怪,在我的门诊,老人小孩患白内障的很多。

我问:"怎么发现孩子眼睛有问题的?"

妈妈哭着回答:"医生,孩子生下来瞳仁这里就是白的,当时我以为孩子都是这样的,长长会变黑。"

瞳孔区发白,是很明显的表现,现在孩子3个月了,生下来就有全白内障,哎……

"那后来什么时候意识到有问题?"

妈妈说:"后来觉得孩子不看人,不看东西,对我们给他看的东西都似乎不感兴趣,而且眼睛好像会抖"所以去医院检查了,才明确是白内障。这才急着哭着求医了。

宝宝的瞳孔区发白,医学上有一个名称叫"白瞳症",大部分是由白内障引起的。先天性白内障是儿童群体中可治愈盲的

首要致病原因，需要及时发现及时治疗。那么，除了这样明显的"白瞳症"（图 6），家长还应该怎样观察孩子的问题呢？还有什么特点可以提醒家长注意呢？

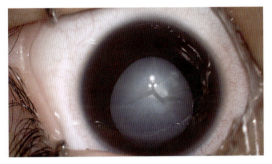

图 6　晶状体完全混浊，俗称"白瞳症"

▶ 家长如何发现宝宝的眼睛异常

首先，家长要注意孩子瞳孔区变化。正常发育的婴儿，两只眼球大小应基本一致，角膜（就是俗称的"黑眼珠"）透明，用手电光照射瞳孔可见明显的收缩反应，正常情况下瞳孔区是深不见底的黑。如发现患儿瞳孔区变白，应马上到医院检查。然而，有些白内障混浊位置比较深，不会出现黑白分明的白，而是表现为灰色（图 7），或者更不明显，甚至专业人员不借助仪器也完全看不出来。这种情况，家长需要借助孩子的其他异常来辅助判断。

比如，家长要注意观察孩子的眼球运动以及眼位。如果发现孩子眼珠不由自主地抖动，这种情况叫作眼球震颤，出现眼球震颤一定是不正常的，需要及时看医生，积极查找原因，最常见的原因是先天性白内障，当然还有可能是其他的发育不良或眼内疾病。

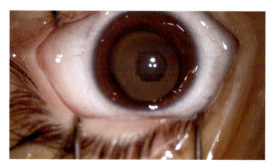

图7　位于晶状体后部的中央混浊,显著影响视力

如果发现孩子两只眼的视线不一致,一只眼视线比较正,而另一只眼往外飘或者往内斜,这种情况叫作斜视,那也一定是眼睛出现了问题。斜视的原因很多,先天性白内障是常见原因之一。有时候,宝宝眼睛不看人,不看东西,喜欢往上看,可能是因为宝宝眼睛看不见东西只能看到光线,而上方光线亮。

然后,在孩子成长过程中,家长要仔细观察孩子的举动和行为能力。正如宝宝走路说话的能力需要后天学习成长,眼睛的视力也不是天生就有的,也是需要学习成长发育的。孩子刚生下来时,眼球的前后径比较短,多为远视,宝宝一天大部分时间睡觉,偶尔睁开眼睛朦胧看世界。出生一个月的足月儿,眼睛和头会追随离得很近的妈妈的笑脸,会追随着放在眼前大约20厘米左右的彩色玩具。及至2个月左右,宝宝眼球能轻松和连续地追随物体的运动而转动,特别是当一个物体快速到眼前时,宝宝会表现保护性的眨眼动作。宝宝3个月大时,会用双眼去追寻活动的玩具和人,眼球追随目标时头部也随着转动。随着年龄的增长,眼球逐渐变长,远视度数慢慢减少,视力逐渐提高。1岁以内婴儿虽然视力较差，但可主动拾起身边的玩具或拿取食物。若家长发现宝宝眼睛不能追物，不会对着大人笑，甚至对移近的物体没有反应，一定是眼睛出了问题，即应到医院检查。

对于大一些的儿童，首先表现出的是行动能力下降及不协调。如对看电视及鲜艳的画面不感兴趣，不能够准确拿取小物品或玩具，见到阳光睁不开眼睛，较同龄儿童行动迟缓，不爱到户外活动，不愿和小朋友一起玩耍等。这些现象很可能是由于眼睛问题引起的，应该尽快找医生看看。

双眼的视力问题还是比较容易发现的，难的是孩子一眼正常一眼患病，患眼不容易被发现，常常耽误了治疗。

文章开头说的这位3个月大的宝宝，一出生就患有双眼完全性白内障，已经耽误了一些时间了，我们尽快给这个孩子做了手术，术后一周就配上眼镜，看着孩子茫然的眼神逐渐变得明亮，慢慢能看爸爸妈妈，能抓小米粒了，甚至能看到地上的头发了，后悔焦虑的妈妈终于高兴起来了。

一眼正常另一眼患病如何发现？

对于一只眼患病的孩子，孩子的行动能力完全正常，确实比较难以早期发现。

有些地区部分幼儿园在孩子三岁入园时会进行眼睛检查，有的还给检查视力，有时候还真能发现一些问题。

最近就有一个孩子在幼儿园入园检查时发现眼睛问题来就诊。粗粗一看，孩子很活泼好动，各方面行动能力都很强，一双乌溜溜的大眼睛，好像没什么问题。

妈妈说："我们孩子一直都很好的，但是老师说孩子可能眼睛有问题，让我们来看看。"

我问："老师说有什么问题呢？"

"老师说孩子左眼视力好像比较差，让我们带小孩去医院查一查。"

我给孩子做了检查。当我遮盖孩子左眼时，孩子也用右眼盯着我看，但当我遮盖右眼时，小男孩明显不耐烦了，这起码说明他的左眼视力比较差。裂隙灯检查发现孩子的左眼确实有白内障，这是一种位于后囊中央的局限性混浊，医学上称之为后极性白内障(图8)，不经过专业检查几乎不能发现。

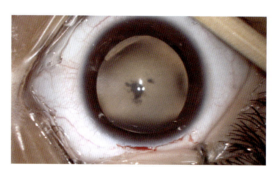

图8　单眼后极性白内障，不容易早期发现

经过我们视光学专科医师的耐心教育和检查，发现孩子右眼视力0.5，而左眼矫正视力只有0.05，0.5对于3岁的孩子来说，基本算是发育正常的，而0.05就是严重的弱视了。

孩子处于视觉发育期，单眼的后极性白内障严重影响了孩子的视觉发育，形成了单眼的形觉剥夺性弱视，治疗起来更加麻烦。

单眼白内障孩子，家长要留意的蛛丝马迹

那么，有没有一些蛛丝马迹提醒家长早些发现呢？

有的孩子看东西时喜欢歪着脑袋或者斜着眼睛，可能是用好的眼睛在看，提示另一眼可能有问题。家长还应留意检查孩子的视力，要像关心孩子的说话能力和身高那样关心孩子的视力。粗略的检查视力，家长不妨像我刚才写的那样，交替遮盖孩子一只眼睛，如果孩子不反抗能用另一眼注视，说明两眼视力相近。比如，遮盖左眼，右眼能注视，说明右眼视力还好，遮盖右眼，左眼也能注视，说明左右眼视力相近；如果遮盖右眼，左眼不愿意看，说明左眼可能存在问题，反之亦然。家长可以隔段时间像给孩子玩游戏一样检查一次。

到孩子三岁左右，就可以检查视力表视力了，可以用动物图案视力表，家长可以带孩子到医院检查视力，或者购买视力表在家里教孩子检查。给孩子检查视力时要有耐心，多表扬、鼓励，争取孩子的合作，不要总是训斥孩子，总说孩子太调皮而不好好教。

单眼白内障的孩子，经过训练，患眼也能获得好视力

上面这位左眼先天性后极性白内障的孩子，我们给他做了白内障手术，并且做了前段玻璃体切除，囊袋内植入了人工晶状体。术后三天就配上了眼镜，这个时候，左眼的矫正视力依然只有 0.05，好像手术没有起到改善视力的作用，家长很是着急。这是为什么呢？罪魁祸首还是形觉剥夺性弱视呀！我们给

孩子的右眼配备了遮盖眼贴，我们让家长照看好每天给孩子严严实实遮盖右眼六七个小时。为什么要严严实实遮盖右眼呢？这是因为这个孩子右眼有着先天优势，如若不打破这个先天优势，孩子不会自动用左眼看，那么即使左眼手术做得再成功，视力也是得不到发育的。这个孩子倒也懂事，经过三个月的每天右眼 6 小时的遮盖，左眼的矫正视力达到了 0.2。也就是说，经过手术和弱视康复训练，孩子的左眼开始了漫长的追赶右眼的过程。再经过半年的右眼遮盖加弱视训练，孩子的左眼视力居然提高到 0.6，真让人惊喜！说明孩子的潜能无限啊！也从另一个角度说明孩子当初人生初期时左眼是看得见的，有了一定的发育基础。相信继续训练，左眼视力还能进一步提高，说不定就能提高到和右眼一致呢。

⟩↓ 瞳孔区发白，不一定都是白内障

当然，除了白内障，还有其他眼病也会引起小儿视力异常，比如早产儿视网膜病变、视网膜母细胞瘤、外层渗出性视网膜脉络膜病变、眼内永存性胚胎血管等，这些都需要及时找眼科医师看才能发现。记得前一阵子曾经有一则新闻，说的是远在海外进修学习的妈妈凭着爸爸微信发来的两岁儿子的照片，发现了孩子一只眼睛瞳孔区反光异常，后来医生诊断孩子患有"视网膜母细胞瘤"。

现如今，智能手机越来越普及，年轻的宝爸宝妈们一定会经常用手机记录孩子的成长轨迹，孩子的一颦一笑，摸爬滚打，都牵动着家长们的心，拍下来时时翻看，"秀"给别人看。大家可能有留意到有时候可以拍下孩子双眼中间一个圆圆的红红的

反光, 这个就是来自眼底血管的红反光, 当一只眼睛有红反光一只眼睛没有红反光或者别的异常反光时, 没有红反光或者异常反光的眼睛很可能有异常, 要尽快去找专业的医生检查。

视网膜母细胞瘤是一种危及生命的恶性肿瘤, 当瘤体长到一定程度时, 眼内反射出的不是正常的红光, 而是犹如猫眼样的白光。妈妈的细心为孩子争取到较早期的治疗机会, 我们多么希望这个孩子能保下眼球好好活下来。

总结一下, 先天性白内障的宝宝可能出现瞳孔区发白, 有的宝宝没有明显的"白瞳症", 可是却对眼前的彩色物体没有明显的反应, 或者反应不如别的同龄宝宝一样快, 不会追随眼前移动的物体, 眼睛出现斜视或者眼球震颤, 都表示宝宝的眼睛存在问题, 需要及时看医生。对于比较难以发现的单眼白内障, 需要父母更具慧眼, 可跟孩子玩游戏一般遮盖一眼观察孩子的反应。当然最明确的方法就是宝宝出生后就请眼科医师检查, 取得最初的第一手资料, 就知道宝宝眼睛好不好了。

Tips

1. 若家长发现宝宝瞳孔区发白, 一定是宝宝眼睛有问题, 一定要及时找专业的眼科医师看。

2. 家长要注意孩子成长过程中眼睛表现出的可能异常, 比如孩子眼睛不会追随有趣的东西, 孩子眼睛出现斜视震颤等, 只要家长不确定孩子是否正常, 一定要及时到医院找专业的眼科医师看。

3. 单眼先天性白内障更有隐匿性欺骗性, 不容易早期发现，家长需要更具慧眼，如有疑问，一定要及时找专业的眼科医师看。

4. 宝宝瞳孔区发白不一定全部都是先天性白内障，有的疾病可能危及生命，一定要及时找专业的眼科医师看。

宝宝的先天性白内障要不要做手术?

记得在一个国庆节的早上,收到一位产后三天的宝妈的电子邮件,非常焦虑地咨询"出生三天的宝宝得了双眼白内障了,怎么办?"宝妈的大宝十年前我给做了双眼先天性白内障手术,现在双眼视力 1.0,也就是恢复成正常人的样子了。现今国家二胎政策启动,宝爸宝妈怀上二胎,在喜悦和忐忑中迎来了二宝,不承想一直担忧的问题还是成了现实。

宝妈有了一胎的经验,知道孩子白内障要及时治疗不然会弱视,所以很担心。

的确,这句话没错。

关键在于什么叫及时。

我们都知道宝宝刚出生后几乎每天都闭着眼睛在睡觉,睁眼看世界的时间很少。而且,许多宝贝还日夜颠倒,白天睡觉夜晚哭闹。然后,随着一天天成长,白天清醒的时间逐渐增多。我们需要做的是让宝宝白天清醒的时间有看得见的能力。

并不是所有的先天性白内障都要早早手术,要权衡利弊

先天性白内障,有严重程度不同之分,一种是严重白内障(图9),几乎遮挡所有光线进入眼内,眼底的黄斑区几乎得不到光

线刺激，若不及时治疗，将会出现弱视、眼球震颤、斜视等情况，一定要想办法尽早手术。有一些是中央大约 3mm 范围的致密白内障，虽然周边存在透明区，但是在正常瞳孔下显示的是白色混浊，这种情况，也一定要想办法尽早手术；但是若孩子全身情况不允许全身麻醉，那么可以通过药物散大瞳孔，促使周边透亮区透光，增加进入眼内光线量，促进黄斑功能发育，等待全身情况允许时再尽早手术；还有的时候，孩子的白内障范围很小，或者虽然范围大但是不致密，也就是说有点像部分透光的毛玻璃那样，也可以通过药物散大瞳孔，增加进入眼内光线量，促进黄斑功能发育，暂缓手术。

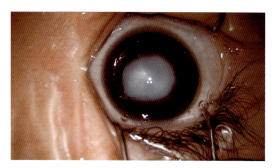

图9　严重致密白内障

是不是这位忧心的宝妈应该在月子期就带着宝宝来做手术，方能及时获得视觉发育呢？总体来说，小婴儿白内障手术的紧迫性是跟其严重程度密切相关的，越严重紧迫性越高，越轻微紧迫性越低。然而，做一件事我们要权衡利弊，我们希望的结果一定是利大于弊。

❥▌严重的先天性白内障，什么时候手术比较合适？

理论上说，有病得早治疗，先天性白内障尤其应该尽早治疗。然而，还是有一些现实问题需要权衡。首先是小宝宝的身体功能弱能不能吃得消全身麻醉的问题，我们希望宝宝先养一段日子，身体稍微强壮一些方能经受手术。其次，是手术并发症问题，小婴儿的白内障手术是一种高度复杂的白内障手术，操作空间小，手术难度大，手术后容易出现炎症反应，即使手术做得非常成功也可能导致结果不理想。想必不少人听说有"青光眼"这个病，先天性白内障手术后有一定的比例会发生青光眼，经过很多前人的研究，发现婴儿出生后一个月内手术后青光眼的比例明显高于略大一些再手术的婴儿。

权衡利弊，从眼科的角度来看，可以等到宝宝长到一个月后再手术。如果是双眼严重先天性白内障，在6~8周前完成手术，如果是单眼严重白内障，要在4~6周前完成手术。

⤵ 比较轻的先天性白内障可以随访观察，不急于早早手术

我们让宝妈等孩子满月了来看看。及至宝宝一个月大，宝妈带着襁褓里的小女儿来了。宝宝正睡得香呢。我首先轻轻扒开眼皮用手持裂隙灯查了下，宝宝确实患有先天性白内障，是轻度的不均匀混浊。然后我用直接检眼镜的窥孔看了一下，在宝宝的眼底红光里有一片淡淡的黑影。

我说："你很细心呢，出生三天就发现了孩子的白内障，那这段时间有加重吗？"

宝妈回说："就一直觉得有点灰，倒也不觉得明显加重。只是以前大女儿也有先天性白内障，所以着急的很。"

我再问："现在宝宝几天大了？"

"35 天了。"

我们给小宝宝点了眼药水散大瞳孔后再仔细检查,拍了白内障的照片和眼底照片。这个小宝患的是轻度的粉尘状白内障(图 10),混浊均匀不致密,眼底能见度还相当好。所以我的建议是现在什么都不需要做,我们慢慢等着就好,我叫他们过三个月再来看看。

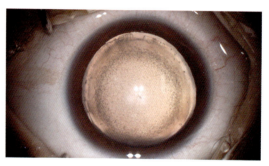

图 10　轻度粉尘样白内障,不会严重影响视觉发育

我和宝妈回顾了一下她大女儿的情况,她说当初也是瞳孔区灰灰的,是两岁做的手术,一次性去除了白内障并植入了人工晶状体。宝妈回忆说:"确实刚开始两孩子情形差不多的。"然后她很高兴地说:"女儿几个月前来查过的,两百度近视,视力都 1.0 了呢。"

所以,这一次,宝妈抱着宝宝回家了,没有带任何药水。

小宝宝视觉发育还不错

过了一段时间,我突然想起了这一家人,那个小宝宝怎么样了?我边上的小助手告诉我说:"赵老师,你说的是那个粉尘状白内障的小小娃是吧,约了下周一门诊呢。"

三个月过去了，小娃娃长大了一些，清醒着，不让碰了，我只能远远地用直接检眼镜窥孔瞄上一瞄，我发现在正常瞳孔下还有不错的眼底红光，当然，那片黑影还在。我还发现孩子警惕地盯着我看，没有眼球震颤，没有斜视。

我问宝妈："孩子看东西有没有异样？"

宝妈："她好像都看见的，能跟我眼神交流，能抓彩色玩具。"

应该说宝宝视觉发育得还好。

我们给她散瞳孔，并请麻醉师给孩子进行滴鼻麻醉，孩子睡熟后可以好好检查。我们对比了现在的白内障和之前的照片，发现并没有明显加重，所以，就可以安心地等待她慢慢成长。

宝妈特别专业，还问我要不要每天点散瞳眼药水。

有的比较轻的先天性白内障，可以先用眼药水散瞳，随访观察

散瞳，正如前面介绍的一样，可以增加进入眼内的光线，刺激视觉发育。但是，我觉得对于这位小宝宝而言，白内障比较轻，就好像薄薄的一层纱幕一样，对视觉发育当然是有影响的，但是影响比较小。一般来说，有些白内障会在很长时间一段时间内保持静止不变，如果判断这个白内障影响很小，我们只需要随访观察就好。家长不必纠结于孩子的白内障必须要早期手术。

及至我写下这段文字时，这位宝宝大概五个月了，宝宝无忧无虑地成长，没有无晶状体眼厚重远视眼镜的困扰。在她两三岁时，如果白内障的影响比较大了，到时候像她姐姐那样做一个手术，恢复很好的视力。

这位宝宝是幸运的，在这么幼小的时候可以免除手术之

苦。还有一些宝宝也比较幸运，比如 7 个月大的钟宝宝。钟宝宝在一次眼底 Retcam 检查时发现了双眼的先天性白内障，宝妈宝爸着急地带来看诊。应该感谢宝爸宝妈的用心，想着给孩子做眼底检查，及时发现了白内障。

我看了钟宝宝的情况，宝宝清醒着，眼睛专注地盯着我看，不震颤，不斜视。宝宝的晶状体部分混浊，眼底红光还不错，在一片红光中可以看见一片黑影，比前面的宝宝黑影略微浓密一些。我们给他散大瞳孔检查，散瞳后，晶状体呈现轻度的核性和绕核性混浊，眼底红光变得更好了，我们给他的诊断是"核性 + 绕核性白内障"（图 11）。

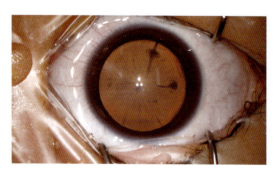

图 11　核性 + 绕核性白内障

大多数绕核性白内障不会严重影响视觉发育，一般不会产生严重弱视；核性白内障可轻可重，有的严重影响视觉发育，有的则比较轻微，不会产生严重弱视。

这位钟宝宝也是比较幸运的，虽然有两种类型的白内障同时出现在他眼里，然而都不太严重，我们可以等待，必要时先散瞳治疗，等他长大一些后看情况决定是否手术。

临床上更多见的是严重白内障，需要尽早手术

但是，很多小朋友没有这么幸运。

比如，前文说的生下来就瞳孔区发白的严重先天性全白内障宝宝，比如家长发现眼睛不会追随看的严重白内障的宝宝，都需要尽早手术。再一次强调，对于双眼白内障患儿，我们建议在6~8周之前完成手术；对于单眼白内障患儿，我们建议在4~6周之前完成手术。

当然，临床上还会遇上一些情况，比如宝宝双眼都有先天性白内障，但是一眼较轻一眼很重，轻的眼睛就处于优势，这种情况下，较重的眼睛需要先手术治疗。

1. 不是所有的先天性白内障都需要尽早手术。

2. 有些轻度先天性白内障，不必着急手术，可以门诊随访，随访间隔时间，遵从医生评估建议。散瞳或者不散瞳，要遵从医生评估建议。

3. 严重的先天性白内障，要及时手术，双眼患儿，尽可能在6~8周前完成手术；单眼患儿，尽可能在4~6周前完成手术；一轻一重的双眼白内障患儿，参照单眼患儿，重的患眼尽可能在4~6周前完成手术。

宝宝手术前要做什么准备?

周二的早晨，阳光明媚，我来到病房，了解患者准备情况，简单查个房，准备在手术室待上大半天。安排了六台先天性白内障手术，还有将近二十台成人的白内障手术。

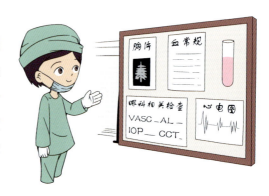

管床的住院医师报告说："赵老师，那个 5 月大的宝宝，昨天夜里发烧了，今天早上开始流鼻涕，麻醉医师说不能做；2 月大的那个小宝宝，昨天血液检查显示血钾高，需要复查；3 个月大的那个宝宝，C 反应蛋白比较高，需要查原因，暂时不能手术。"哦，一下停了三台小孩的复杂手术，我倒是能轻松一些了，不过家长又要开始焦虑了。

为什么宝宝的手术能不能做，要麻醉医师说了算？因为给宝宝手术要全身麻醉。宝宝的安全万分重要，不仅眼睛手术要做好，生命安全更是马虎不得。

⅋ 宝宝要在全身麻醉下手术，要做好准备工作确保麻醉安全

　　那么，宝宝经过检查诊断为先天性白内障，决定手术了，手术之前要做哪些准备工作呢？因为宝宝要全身麻醉，所以我们需要首先了解宝宝的心肺发育情况。有些宝宝心肺没有完全发育好，需要等一段时间才能手术。宝宝感冒咳嗽流鼻涕了，会影响麻醉的安全性，需要等咳嗽流鼻涕完全好了才能考虑手术。我们需要给宝宝做超声心动图了解心脏的发育情况，需要拍胸部 X 线片了解肺部情况，才能确定。当然，还需要验血，查查宝宝的血常规肝肾功能及电解质等，要排除可能存在的危险因素，保障麻醉及手术安全。

　　记得有一个孩子，小名小宝，在外院双眼手术后 2 个月右眼就出现视轴区混浊，家长敏感地发现小宝右眼瞳孔区再次发白，着急地来找我，我检查发现视轴区致密混浊而且瞳孔后粘连，我的诊断是"后发性白内障"，显然，这个小宝需要再次手术。当时，小宝因为长途跋涉远道而来，感冒了，所以就跟家长预约了住院时间。

　　我交代孩子妈妈："先抓紧去儿科看病，把感冒治疗好，然后拍个胸片，确认没有问题了就按约定时间来。不然的话，就打电话给患者服务部改时间。在这段时间内，吃的方面也要注意，拉肚子了也不能手术。去拿一只抗生素眼药水，抗感染（就是通常所说的"消炎"）准备的，如果感冒好了就按约定时间前三天开始点，一天四次。"

　　两周后，妈妈带着小宝来住院了，告诉我们说小宝感冒好

了，希望明天安排手术。当然，大部分术前准备工作相当于在家里做好了，今天再做些眼部检查，不出意外，明天就该手术了。

眼部做些什么检查呢？要进行眼睛的 B 超检查，确认没有视网膜脱离等疾病，用 A 超进行眼睛的生物学测量，了解眼球的发育情况，还要进行角膜曲率检查。这些检查结果，无论对了解眼球发育，还是对术后验配眼镜，都非常有帮助。对于要植入人工晶状体的宝宝，通过这些检查参数，可以计算需要的人工晶状体度数。

宝宝感冒咳嗽拉肚子统统不能做全身麻醉

关于小宝的准备工作都交代好了。临近下班，学生电话报告："老师，那个后发性白内障的小宝，家长说刚才吐了两次，明天还排不排手术？"

我去看了一下宝宝，宝妈说："赵医师，我们小宝可能就是刚才喝奶急了一点，所以吐了，没事的。"

我说："好像这会儿挺安静的，有哭闹吗？有没有发烧？会不会有哪里不舒服？"

宝妈："没有，我看挺好的，有时在家吃奶急了也偶尔会吐。"

我交代医师："明天手术先排上，晚上注意观察，有问题及时联系。"

当晚，我接到护士长的电话："赵医师，今天住院的姓刘的小宝，8 个月大的，下午吐了两次，六点半左右开始腹泻，体温 38 度，晚上急诊去了儿童医院，怀疑轮状病毒感染。我先给他隔离起来，以免传染另外 3 个宝宝，明天手术不能做了。"

哎呀，这个小宝呀，真是要受苦了，好折腾呀。轮状病毒感染,痊愈需要一段时间。

直到一个月后,小宝身体才全面康复,又来住院了。

❧ 麻醉前的禁饮禁食准备

当一切准备就绪,准备次日手术了,最重要的准备工作就是禁饮禁食了。我们的医师和护士会跟家长三令五申强调禁饮禁食事宜。

为什么全身麻醉前必须不能吃东西?

在深度镇静或麻醉时,我们自身保护性的咳嗽和吞咽反射会减弱或者消失,胃食道括约肌会变得松弛。大家都有过喝水呛到的经验,我们会通过咳嗽来帮助自己把呛到气管的水咳出去。而麻醉后,我们就没法咳嗽了。这个时候,如果胃里有食物残渣,就会很容易返流,一旦不小心到了声门口,会堵住呼吸道,或者跑到肺里,会危及生命。

小宝经过麻醉会诊和术前准备,决定次日手术了。

早上护士交班,小宝早上 6 点喝了半杯配方牛奶,手术要延后了。原定的 8 点送手术室,现在只能延后到 12 点了。家长不理解,不是说六点可以喝一点点糖水吗?那牛奶和糖水又有多大区别呢?

哎,有时三令五申也没用,家长看不得孩子饿。然而,这样一来,一天的手术节奏就打乱了,其他一大批的大人和小孩手术顺序得重新调整。

那么怎样做到正确的禁饮禁食呢? 由于食物的易消化程度不一样导致在胃内滞留的时间不一样,就决定了禁食的时间不同。糖水和清水都属于清饮料,比较快排空,配方牛奶蛋白质含量丰富, 消化起来比较费时间, 比母乳的时间还要长。下面参照 2017 年美国麻醉医师学会发布的《健康患者择期手术前禁食以及降低误吸风险的药物使用实践指南》, 列出禁食禁饮的时间(图 12)。

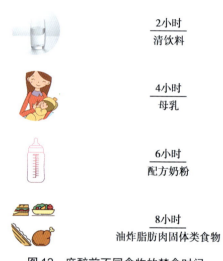

图 12　麻醉前不同食物的禁食时间

　　小宝终于在当天做了后发性白内障手术(前段玻璃体切除), 手术以后配上眼镜, 因为耽误了一段时间的视功能发育, 得赶紧开始遮盖左眼进行右眼的视觉康复训练了。

　　1. 小宝宝手术需要在全身麻醉下进行, 手术前需要做心脏彩超和胸片检查了解心肺情况, 当然还需要验血检查。

　　2. 家长尽量照顾好小宝宝, 确保在准备手术前的一段时期内不要感冒发烧咳嗽流鼻涕拉肚子等，不然，就得先治疗调整全身情况，然后才能做眼科手术。

3. 手术前当天的禁饮禁食准备也非常重要，一般来说，食用固体食物后 8 小时、配方奶后 6 小时、母乳后 4 小时、糖水等轻饮料后 2 小时才能麻醉手术。

小宝宝的白内障手术怎么做?

前文曾经提到一位粗心妈妈,确定孩子要做手术了,又开始非常担心了。

妈妈问了一连串的问题:"赵医师,我们宝宝还这么小,能吃得消手术吗?""赵医师,我们宝宝这个手术怎么做呀?""赵医师,他们说宝宝手术后容易复发,我们宝宝会不会复发啊,到时候怎么办啊?"

的确,宝宝做手术,大人很揪心,恨不得自己去代替宝宝受这份罪,怎么舍得让孩子吃这个苦呢? 这位家长的疑虑,何尝不是其他家长所担忧的呢?

问题需要一个一个地解释。

宝宝这么小,要下决心做手术,对于医生和家长都是需要慎重决定的事情。宝宝的白内障需不需要做手术,我们前文已经讲清楚了,双眼患病的先天性白内障,如果只是部分混浊,可以随访观察,或者散瞳监测白内障进展的同时随访观察;而像这位宝宝,属于双眼先天性完全性白内障,最好在 6 周之前手术,现在宝宝 3 个月了,真的不能拖了,该手术还是得手术。

⚐ 历史上的先天性白内障手术

想起之前翻译的一本先天性白内障书籍里关于先天性白内

障手术发展历程的描述，历史上，没有麻醉技术的支持，手术一般需要4个助手来限制小患儿，如果小孩比较强壮则需要5人按住，医生坐在病人后面的高椅子上施行手术。多残忍啊，这在现在真是不可想象的事情。

小宝宝不可能躺着乖乖地让我们做手术，我们也不可能靠大人按着宝宝制动。我们会请麻醉医师在宝宝身体合适状态下进行全身麻醉。

以前，手术远没有现在的精巧和快捷。历史上，受限于对先天性白内障和周围解剖结构的认识不足，受限于手术技术和仪器设备的落后，医生甚至都没能够把白内障清除干净。医生们用一根针通过眼球壁的巩膜将针伸入到前房，刺破晶状体前囊膜，再把里面的混浊皮质捣碎或者切成几块，然后结束手术。也就是说把白内障弄破了留在里面，等待他们自己吸收。或者想办法把晶状体悬韧带弄断，好像成人的金针拨障术一样，让混浊晶状体掉进玻璃体腔内，然而小儿和成人的结构不一样，金针拨障难度也非常大。这些手术会引起很多的并发症，小孩子们的手术疗效很难预期，甚至都不如不做。

直到1863年，有一名医师发明了晶状体抽吸术，他把晶状体皮质抽吸干净，之后的几十年间，这个抽吸术得到比较好的发展，然而，只是抽吸了晶状体皮质，绝大多数小孩子们术后短时间内又会出现白内障复发。在20世纪70年代，得益于玻璃体手术技术的发展，出现了晶状体切除联合前段玻璃体切除的手术方式，才彻底解决了手术做不干净并且容易复发的问题，并发症大大减少。

简单了解了历史，我们来认识一下现代微创手术。

ꙮ 现代微创先天性白内障手术

我们要给宝宝点抗生素眼药水清洁眼结膜囊,还要点散瞳眼药水散大瞳孔。

一切准备就绪后,我们就要进行手术了。

我们给这位 3 个月大的宝宝做的是封闭式微切口晶状体切除联合前段玻璃体切除术,这是一种微创手术。在角膜缘做两个不到 1mm 的切口,然后使用玻璃体切割器,进行晶状体前囊膜切割造孔(孔径大约 4.5 到 5mm)、晶状体混浊皮质吸除、后囊膜切割造孔(孔径大约 3 到 3.5mm)以及前段玻璃体切除,然后缝合切口,结束手术(图 13,图 14)。由于宝宝还只有 3 个月大,所以暂时就不植入人工晶状体,等待长大一些后再进行二期手术植入。

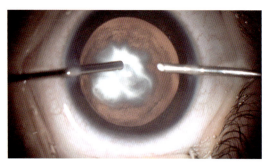

图 13　微创晶状体玻璃体切除术

那么问题又来了? 为什么要用玻璃体切除的方式来做呢? 大人不是做超声乳化手术吗?

原因有两个,其一,也是医师和家长非常关切的因素,就是为了防止白内障术后复发(即后发性白内障),因为小儿周边赤

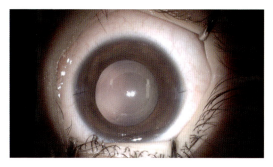

图 14　微创晶状体玻璃体切除术毕，两侧切口缝线缝合

道部囊膜上皮细胞活跃，不断增生，必须要使用玻璃体切除术切除后囊膜中央和前段玻璃体，使得增生的细胞没有支架长成后发性白内障。其二，小宝贝的白内障很软不需要使用超声能量乳化打碎，可以直接利用玻璃体切除头吸除。大人的超声乳化手术，实际上是说把白内障里边的硬核经过超声能量乳化打碎吸除，小儿没有硬核所以不需要超声乳化。

经过后囊膜中央的切除和前段玻璃体的切除，复发率大大降低甚至不复发了。现在，封闭式微创晶状体切除联合前段玻璃体切除术作为世界范围内小婴儿先天性白内障的标准术式，解除了世界上绝大多数家长和婴幼儿的烦忧。

至此，应该能解答家长的提问了。宝宝这么小，可以在全身麻醉下手术，当然需要麻醉医师先进行全身状态的评估。我们给小宝宝做的是一个微创晶状体切除联合前段玻璃体切除手术，这个手术是在眼球接近封闭状态下进行的，非常安全，经过中央后囊膜切除和前段玻璃体切除以后，白内障基本上就不会复发啦。当然，如果有复发的情况，我们也是有办法解决的（详见后文，宝宝白内障复发了怎么办？）。

对于稍微大一点的幼儿，比如两岁前后的宝宝，可以考虑植入人工晶状体了（具体何时植入人工晶状体，请详见后文，宝宝何时能植入人工晶状体？）。这种情况，手术方法会有所不同，我们会在上方做一个稍微大一点的切口，进行前囊膜连续环形撕囊，或使用玻璃体切割器进行晶状体前囊膜切割造孔（孔径大约 4.5 到 5mm），然后在清除皮质、切除中央后囊膜和前段玻璃体后，在囊袋内植入人工晶状体，关闭好切口就完成手术了（图 15）。

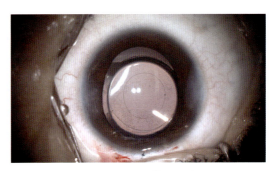

图 15　人工晶状体植入术后

Tips

1. 给家长写下如何做手术这段文字，只是为了让家长懂得更多，以利于家长和医生之间的交流，希望家长看后不会害怕。

2. 现代微创白内障手术，安全性高，家长不必太过担心。

3. 家长不懂之处，听医生的就好。

宝宝何时能植入人工晶状体?

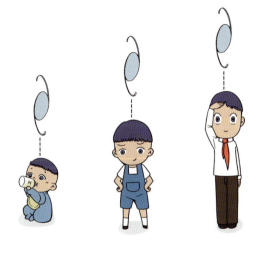

　　周一门诊，走近诊室外面的等候区，真叫热闹，有小宝贝呜呜哇哇大哭声，也有大人哄好的哼哼唧唧抽泣声，还有开心的宝宝咿咿呀呀唱歌声，人声鼎沸啊。常常觉得我好像开设了小儿门诊。

　　其中一对龙凤胎小宝的故事颇值得一写，两宝不哭不吵，弟弟戴着厚厚的眼镜在玩玩具，两只眼睛在高度数远视镜片后显得大大的还挺炯炯有神呢，姐姐则眼神茫然，打眼一看瞳孔区发白。我和这对小宝结缘已有一年九个月了。小宝是一对龙凤胎，弟弟出生时双眼"白瞳症"被诊断为双眼先天性白内障，因为各种原因耽误，来找我看时已经有三个月大了。我怕耽误孩子，尽快给安排了手术，就是前文提到的"微创晶状体切割联合前段玻璃体切除术"。当时也担心姐姐的眼睛，仔细查看排除了先天性白内障。之后给弟弟配上了厚厚的小眼镜，家长每次按时来复查,每每告诉我弟弟的长进,甚感欣慰。

及至半年之后,姐姐也出现了轻度的白内障,告知姐姐也患上了白内障,系"发育性白内障",然跑跳自如,无碍于生活,可暂观察。

这一次情形不同了,家长诉说:"弟弟现在挺不错了,什么小物件都能看见,就是好动眼镜经常摔破,不方便。近两月姐姐走路跌跌撞撞,容易摔跤,好像白内障加重了。"卷起裤脚给我看孩子腿上膝盖上的乌青,问道:"赵医生你给看看,是不是白内障加重需要做手术了?"并且跟我说,此次前来复诊,如果可以的话,给姐弟都做个手术吧,家里都准备好了。

植入人工晶状体的合适时机

我检查了一下姐姐,姐姐的白内障长得像花瓣,中央很致密混浊的花蕊超过 3mm,周边混浊如花瓣状(图 16),考虑到视力下降都影响到走路了,是得抓紧手术了。

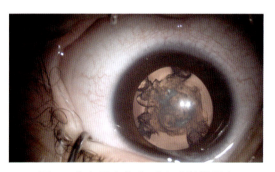

图 16 姐姐的白内障,犹如花瓣样混浊

这位家长经过一年九个月的学习和知识积累,已经对孩子的白内障颇有了解,这次求医目的非常明确,时机也相当得当。

于是我很快为两宝安排了同一天手术。姐姐的手术是"晶状体切除联合前段玻璃体切除并同期人工晶状体植入术"，相对方便快捷，排在弟弟前面。弟弟是术后无晶状体眼，需要二期植入人工晶状体，术中需要想办法打开业已闭合的残余的周边囊袋，相当费时费力，排在姐姐后面。

为什么说时机得当呢？首先姐姐的白内障之前比较轻，不影响生活，也不会引起严重弱视，稍等无妨。然两个月来逐渐加重以致走路不稳跌跌撞撞，这就需要手术了。二宝已经接近两岁了，两岁是国际上公认已久的植入人工晶状体的安全年龄。所以这次就要给姐姐一次性解决白内障和人工晶状体的问题，希望以后不必再受手术之苦了。弟弟经过一年九个月的戴眼镜，视力和生活能力渐长，活泼好动，厚厚的眼镜颇为碍事，希望植入人工晶状体。两岁也是适合植入人工晶状体的时机。

经过周密的术前准备，包括胸部X线片，姐姐的心脏超声（弟弟以前做过手术，查过心脏发育良好），抗生素清洁眼睛结膜囊，眼部生物学测量和人工晶状体度数计算，散瞳孔，术前禁饮禁食，顺利进行了手术。

术后，家长颇有经验，术后护理孩子不慌不乱，喂水喂食点眼药水按部就班有条不紊，孩子也有了经验，而且懵懂之中还能些微理解大人一番苦心，虽有时挣扎但基本能配合。

待到两宝四眼完成手术后三天，我们给他们配上了薄薄的远视眼镜，带上要继续点的眼药水，开开心心出院了。

有些宝宝，像文中的弟弟一样，白内障术后双眼无晶状体，长期戴眼镜很不方便，可以在两岁前后再次手术植入人工晶状体。临床上有一些宝宝，尽管两岁了眼睛依然长得太小，眼轴短角膜小，这些孩子可以继续戴眼镜，再等待一段时间手术。还有一些宝宝很幸运，宝妈很用心地给配戴上了隐形眼镜，宝宝也很适应，视觉发育得也不错，这样的孩子就不着急二期植入人工晶状体，可以等到孩子三四岁再手术。

通过两宝的故事，我们基本了解了宝宝人工晶状体的植入时机。然而，临床上，还会有很多不同的情况。而且，随着手术技术的提高和手术并发症的减少，人工晶状体植入时机并不是一成不变的，这个时机比以前提前了。

2019 年最新发表在美国眼科顶级杂志 Ophthalmology 上的一篇综述，回顾了小孩子植入人工晶状体的文献，指出，对于经验丰富技术熟练的小儿白内障医生来说，小宝宝六个月以上植入人工晶状体是安全的。我也发现，我的小患者里有不少宝宝在六个月大进行白内障手术时就一次性接受了人工晶状体植入手术，术后并没有比其他宝宝更高的并发症，术后视力恢复更快，这都得益于近年来医疗技术的革新和提高。

当然，什么时候植入人工晶状体还需要根据宝宝的眼睛发育情况而定。

单眼先天性白内障的宝宝，人工晶状体植入时机可适当提前

有的宝宝，是单眼先天性白内障，我们说过，因为宝宝有一眼健康，病眼就处于先天劣势。半岁以内的宝宝，一般就做晶状体切除联合前段玻璃体切除术，术后成了无晶状体眼状态，需要配戴眼镜。单眼患病的宝宝，戴眼镜成了一个大麻烦，由于弱视的关系，在宝宝看来，这只眼睛无论妈妈给戴什么眼镜

都不如好眼，而且还难受，宝宝会百般抗拒。家长如果不坚持，常常就放弃了，宝宝的患眼也就失去了视力康复的机会。

眼镜有两种，一种是框架眼镜，单眼白内障术后无晶状体眼的宝宝，一边眼镜很厚很重，一边无镜或很轻的平光镜，两侧轻重不一，不好戴。还有一个更严重的问题是，透过这个厚厚的框架眼镜，宝宝看到的物象放大了 25% 左右，和好眼看到的像相差很大，不仅大小不一样，而且还会变形，大脑没法适应。当然，还可以选择隐形眼镜，厚薄轻重的问题没有了，放大率也降到了大概只有 7%，以宝宝的可塑性而言，很快大脑就能适应。然而隐形眼镜不好戴啊，要每天早上醒来戴上，晚上睡前取下，家长担心不会操作，家长还担心伤到角膜引发感染。好在部分家长经过专业指导，学会戴了，宝宝也能适应了，皆大欢喜。然而有些宝宝，眼睛长得太小，隐形眼镜没法配戴，只能戴框架眼镜。

所以，能戴隐形眼镜的单眼患病宝宝的术后无晶状体眼，可以等到一岁多或两岁左右植入人工晶状体。而，不能戴隐形眼镜的宝宝，则要合理评估，提前手术，以尽量缩小两眼的差距，具体提前多久就需要专业的检查和衡量了。

国外文献也有报道宝宝出生后几周就在白内障切除的同时一期植入人工晶状体了。那么植入了人工晶状体有什么好处呢？他们为什么要这么早植入人工晶状体？因为人工晶状体是矫正无晶状体眼的最接近生理状态的方式。从视觉发育的角度来说，当然是越早植入人工晶状体越好，植入人工晶状体后眼睛需要戴的眼镜度数比较低，宝宝容易接受，视力康复训练效果也会更好。

然而在出生后几周内就植入人工晶状体，术后可能比较容易出现并发症。因为眼球发育很不完善，术后容易出现炎症反应，尤其是植入人工晶状体后，人工晶状体作为异物更容易刺激眼睛组织加重炎症反应，甚至在人工晶状体周围出现纤维机化组织包裹需要再次处理；容易出现继发性青光眼；并且，因为眼球还在快速发育期，人工晶状体度数的测量计算和选择都成了很大的难题。借鉴人家的经验，我们就变得比较保守了。

植入人工晶状体后的宝宝，还是需要戴眼镜

记得有一个六个月大的宝宝，右眼晶状体透明，左眼先天性白内障，左眼弱视，左眼球震颤，左眼内斜视。那么针对宝宝的左眼，我们应该如何进行手术设计呢？

我们和家长就是否植入人工晶状体进行了非常充分的沟通。

首先，我们都认为孩子的左眼应该要尽快安排手术了。

家长问："宝宝手术以后是不是要戴眼镜？"

我："所有宝宝做完白内障手术，都要戴眼镜，你们家宝宝也一样的。"

家长问："宝宝能不能植入人工晶状体？如果植入人工晶状体了，还要不要戴眼镜？"

这位家长特别在意孩子戴不戴眼镜，特别希望孩子不要戴眼镜。但是，相比较于视觉发育来说，戴眼镜算什么呀，如果戴上眼镜视力就能好起来，家长真的没必要纠结于此呀。看来我们和家长的关注点常常不在一个频道上，需要我们做好宣教工作，需要跟他们好好讲解。

我说:"所有宝宝做完白内障手术都要戴眼镜的。因为做完白内障手术,眼睛里就缺了一个可以聚焦的镜头,需要在眼睛前面加上一个镜头,就是配戴眼镜。如果植入人工晶状体,也就是放入了一个聚焦镜头。但是,因为宝宝还太小,人工晶状体度数不能够全矫……"

家长:"为什么不能全矫? 不能全矫会怎样?"

我:"因为宝宝还太小,只有六个月,眼球还没定型,还在发育,如果现在给全矫了,将来会变成高度近视。"

家长:"高度近视不好,那就不全矫。"又问:"那,是不是一定要装人工晶状体?"

我:"宝宝如果不植入人工晶状体,需要配2 000度以上的眼镜,但是因为宝宝另一眼正常的,度数不平衡,眼镜戴上很不舒服。也可以不植入人工晶状体,手术以后你们给宝宝戴上隐形眼镜。"

家长打断我:"隐形眼镜给宝宝戴? 很危险的吧,我们不敢戴。"

我:"也可以选择给宝宝植入人工晶状体,不全矫正,术后还是会有几百度的远视,还需要戴眼镜,当然最好还是隐形眼镜,框架眼镜勉强也行。"

家长:"旁边那几个小孩都带着很厚的眼镜,他们有没有装人工晶状体? 他们为什么不戴隐形眼镜?"

我:"他们是双眼白内障,即使戴框架眼镜,也不存在双眼不平衡的问题,所以他们没有那么着急植入人工晶状体。"

家长:"植入人工晶状体有什么不好吗?"

我:"是的,凡事都有两面性。人工晶状体植入手术以后,孩子比较容易配戴眼镜,视觉发育相对可能比较好。但是,因为宝宝还很小,植入人工晶状体,可能术后炎症会比较重,可能重新出现视轴区的混浊需要激光或手术处理。"

家长沉思,我继续补充:"不管这次孩子装不装人工晶状体,手术以后每天都需要遮盖右眼几个小时来训练孩子的左眼视力。"

家长:"这么麻烦。"

我:"是的,孩子的白内障治疗是一个系统工程,手术是帮他打开一扇窗,接下来的配眼镜遮盖好眼都非常重要。"

家长深思熟虑后,决定手术,并且希望一期植入人工晶状体。

我们给宝宝做了微创晶状体切除联合前段玻璃体切除,术中切除了中轴约 3.5mm 的后囊膜以及后囊膜后面的玻璃体,并将人工晶状体植入于囊袋内。手术顺利结束。术后 3 天就给宝宝配上眼镜,家长也很积极购来眼贴。接下来要做的就是点眼药水,每天遮盖右眼 3 小时左右来训练左眼。

宝宝的人工晶状体何时植入合适呢? 相信家长看了上面的文字有些概念了,但是合适的时机并不绝对,很多时候需要家长在了解相关知识后和医生商量决定。

1. 两岁是国际上公认已久的植入人工晶状体的安全年龄。

2. 单眼先天性白内障的孩子,为了使患眼能更好地进行弱视训练,需要适当提前人工晶状体植入的时间。

3. 先天性白内障宝宝的人工晶状体植入时机,不是绝对的,随着手术技术和仪器设备的发展,植入时间在前移。

　　4. 越来越多的文献证明宝宝六个月以上植入人工晶状体是安全的。

宝宝手术以后该怎么护理？

　　周二，天气不错。排了六台小孩子的白内障手术，虽然术前已经做了很多的沟通和交流，孩子回病房时，家长心中依然有很多疑问。

　　三个月宝宝的妈妈着急地问："护士，宝宝怎么没有挂盐水啊？"

　　我们的"美小护"回答宝妈："医生手术做得好，手术结束时该用的药都用了，不用挂盐水，只要点眼药水就好了。"

　　大家通常会认为做了手术要挂挂盐水来消消炎。实际上，手术台上是有挂糖盐水（静脉点滴葡萄糖氯化钠溶液）的，一些麻醉药品也是通过静脉进入人体的。宝宝清醒之后，我们就把静脉针拔掉了。挂盐水，通过静脉给的抗生素能进入眼内的量是微乎其微的。所以，眼科手术，我们一般使用局部眼药水来进行术后的抗菌消炎，现在的眼药水质量好，局部眼药水具有良好的穿透性，能进入眼内起到有效的疗效。现如今，手术做得好，眼药水质量好，是减少宝宝术后受苦的一个重要保障。

宝宝睡醒了何时可以进食？

　　过了半个小时，宝妈又来问："护士，宝宝不吵不闹，睡得很安静，是不是麻药还没过劲？"

"护士，宝宝这么长时间不吃，不是该饿了吗？怎么还在睡？"

当宝宝安全地从手术室出来了，家长们焦灼不安的心才放下又提起，术后如何照护又摆在了面前。

美小护看了一下宝宝，回答宝妈："放心，宝宝在睡觉，你就让他睡吧，睡醒了自然会哭着要吃了。"

其实家长不必太过担心，我们医护人员一定是要最大程度确保宝宝安全的。麻醉医师都是确保宝宝已经清醒并且呼吸顺畅以后才会放心送出手术室的，所以，宝宝要是在安静睡觉，呼吸均匀，就不要操心，麻醉苏醒后有点疲软乏力想睡是正常的，让宝宝睡吧。虽然术前饿了几个小时，但是术中有给补充葡萄糖的，宝宝不会饿坏，饿醒了自然就会哭着要吃了。

又过半个小时，宝爸来问："护士，我们宝宝醒了，哭得很凶，是不是饿了，可以吃奶了吗？"

"护士，我们宝宝哭得很凶，是不是眼睛不好？会不会哭坏眼睛？"

富有经验的美小护去看了看宝宝，让家长抱一抱，哄一哄，宝宝就安静下来了。

小宝宝才三个月大，哭得很凶，可能是身体有一点不舒服，眼睛也可能有点不舒服，需要家长抱一抱哄一哄。一般来说，清醒 2 小时以后可以喂一点点水或者糖水，3 岁以上宝宝可以舔舔棒棒糖解解馋。清醒 4 小时以后可以喂食母乳或者牛奶了。之后，大一点的孩子，可以适当吃一点粥，然后少食多餐逐渐过渡到正常饮食。当然，具体情况还是要根据麻醉医师的医嘱，麻醉实施情况不同恢复进食的时间也会不同。

轻柔地拿棉签拉开下眼睑,把眼药水点到下方眼白上(图17)。只是,不能一次性把三种都点进去,两种之间要间隔5~10分钟。现在,为了减少药物对宝宝娇嫩的角膜产生毒性反应,我们会给小婴儿用一些消炎的眼膏取代眼水。有时,有的宝宝对阿托品敏感,容易出现毛细血管扩张造成全身发红甚至发热的现象。在点完阿托品之后,需要在泪囊区压迫五分钟(图18),避免阿托品的全身吸收,可以减少这方面的问题。

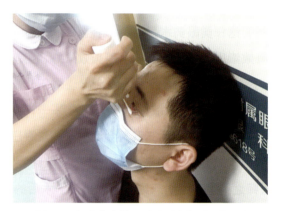

图17　点眼药水的正确方法(点到眼白上)

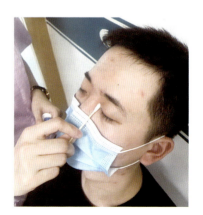

图18　按压泪囊以减少药物的全身吸收

经过最初的艰难，家长和大部分宝宝都会慢慢适应，而且，眼药水的使用也会逐渐减少，到一个月之后，就只剩一种快速散瞳的药水了，家长的护理就很简单了。当然，有的医生认为没有必要散瞳，或者散瞳不需要那么长的时间，具体情况还是要根据医生的医嘱。

点眼药水即使再麻烦还是短期的困难，另外一项非常重要而艰巨的事情是坚持给孩子戴眼镜了。

1. 宝宝全身麻醉后如何护理，牵扯着家长的心，不过，不必太过担心，麻醉医师都是确保宝宝已经清醒并且呼吸顺畅以后才会放心送出手术室的。当然，如果家长觉得宝宝有异常，还是要及时找医生和护士的。

2. 宝宝清醒后可能会哭闹，需要家长抱一抱哄一哄。一般来说，清醒 2 小时以后可以喂点水或者糖水，清醒 4 小时以后可以喂食母乳或者牛奶了。之后，大一点的孩子，可以适当吃一点粥，然后少食多餐逐渐过渡到正常饮食。

3. 医生在手术结束时会确保封闭手术切口的，一般的哭闹不会哭坏眼睛，但是要防止宝宝使劲揉眼。

4. 给宝宝点眼药水，可以乘着宝宝深睡之时，轻柔地拿棉签拉开下眼睑，把眼药水点到下方眼白上。如果用阿托品凝胶，有的宝宝会出现毛细血管扩张造成全身发红甚至发热的现象，所以，在点完阿托品之后，需要在泪囊区压迫五分钟。

有的孩子白内障病情重病程长，术后视力康复慢，家长会很灰心，觉得给孩子戴眼镜这么麻烦，孩子不配合不开心，而且好像进步不大，内心很是焦虑。记得有一位五个月的宝妈在术后一个月复查时，表示：我们宝宝好像能看，又好像不会看。我问，能和你相互对视吗？妈妈答曰："有时能对视，但只有一小会。""那么手术以前呢""手术以前不会对视"经过这样一梳理，妈妈觉得孩子还是有长进的，虽然慢了一点，又建立了信心，继续给孩子戴眼镜。之后每次来，都会拿出手机里的小视频，让我看到宝宝在家的表现，分享宝宝进步的喜悦。

这位 3 个月的宝宝术后康复应该比那位五个月手术的宝宝更好更快吧，希望如此。

人工晶状体植入后为什么还要戴眼镜？

2 岁的孙宝宝是一个顽皮的小男孩，昨天给做了右眼二期人工晶状体植入。宝爸宝妈耐心地等着我们给他们家宝宝检查。这个宝宝状态不错，在爸爸妈妈鼓励下努力地把下巴搁在裂隙灯下颌托上，主动把头伸进来给我检查呢。"宝贝真乖，宝贝真棒，睁开眼睛哦，"小宝贝在我们一众人的鼓励和高帽子下，果然努力配合睁开眼睛了。我调暗裂隙灯，减少光线刺激，仔细检查了术眼，我说："宝贝真棒，恢复得很好，眼睛清清亮亮的，瞳孔圆，人工晶状体位置很正。今天先去验个光吧，等另一只做好争取早点配眼镜。"

宝妈问："赵医生，我们宝宝都装人工晶状体了，为什么还要戴眼镜？"

我回答："因为我们给你家宝宝留了一点远视啊，这个远视

是需要戴眼镜矫正的（图21）。而且，要配两副，一副看近，一
副看远。"

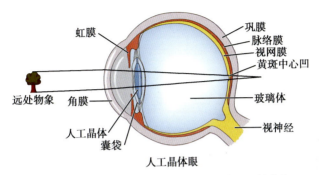

图21　宝宝术后人工晶状体眼，低度远视，远处物象
不能聚焦在黄斑中心凹

　　是的，小宝宝即使植入了人工晶状体，也还有一些远视度
数需要眼镜矫正；再者，宝宝的人工晶状体没有调焦功能，有如
"老花眼"。我们给宝宝配眼镜是为了帮助光线聚焦，等宝宝长
到三岁左右懂点事了，可以配一副双光镜。等到宝宝长到七八
岁左右，可能远视度数没有了，然而宝宝还要戴一副看近用的
老花眼镜。孩子长大到青少年阶段，也可能变成近视眼，到时
候可以配一副渐变多焦点眼镜。等孩子长大成人，如果视觉发
育好，还可能可以植入一片多焦点人工晶状体矫正老花呢。

⤵️ 植入人工晶状体后，宝宝为什么还有远视？

　　宝爸问："赵医生，为什么要给我们宝宝留远视呢？"
　　我说："因为宝宝眼球还没发育好，还在继续长大，如果现
在给的度数正好，也叫全矫，那接下来就会近视，甚至以后变成
高度近视。"

一般来说，宝宝的眼球发育遵循一个正视化过程的规律。刚出生时，宝宝高度远视，然后随着宝宝成长，远视度数逐渐降低，7~8岁基本接近正视。我们把这个过程叫作"正视化过程"。所以，我们给宝宝做手术选择人工晶状体度数时，会考虑这个正视化规律，给宝宝留一点远视，年龄越小，留的远视度数越高。

我再次交代宝妈："先给宝宝配一副眼镜，等过段时间眼睛切口愈合稳定后再验光，到时候配一副看近，一副看远。"

刚才解释了这么多，希望在场的其他家长也一起了解了。这不，这位姓姜的小宝宝13个月，右眼先天性白内障，昨天做了白内障手术一期植入了人工晶状体，也需要好好检查抓紧验光配眼镜。这位宝宝不睡觉也不让检查，我们好像做游戏一样，家长一边哄着，我的同事打开手机游戏吸引他，我一边远远地用直接检眼镜照了一下，清清澈澈的眼底红光，瞳孔圆溜溜的，非常好。我交代家长等上午睡着抱去门诊再给我仔细看。

姜宝宝的家长问了："我们宝宝右眼装人工晶状体了，眼镜要怎么配呀？"

前面和其他家长的交流，这对家长确实也学习到了，不再纠结于配不配眼镜的问题。单眼白内障的孩子，配起眼镜来相对麻烦。因为宝宝才13个月，宝宝的左眼是天然晶状体能自动调焦克服成长过程中的远视状态，而右眼术后还留有相对比较高的远视，右眼若戴上框架性远视眼镜，还是会出现和左眼成像不匹配的状态，配戴隐形眼镜是最好的选择。

我回答他们说："这两天抽个时间先验光，先配一副框架眼镜，等过段时间拆完线刀口恢复好之后，可以试试隐形眼镜

RGP，对你们家孩子来说，隐形眼镜的矫正效果更好。"

"那我们宝宝要不要配两副眼镜呢？"

"一样的，也要配两副的。"

不过，虽然说孩子术后都是"老花眼"（远视眼），需要配两副眼镜，一副看远一副看近，家长也不必过分紧张过分纠结，比如纠结于在家里孩子并不都是看近的，出门孩子也不是全部看远的。对于孩子来说，眼镜戴上比不戴强，即使度数有一点点偏差问题也不大，所以大致上看远多的时候戴远用眼镜，看近多的时候戴近用眼镜。等孩子大一点，可以配戴双光眼镜（图 22）。

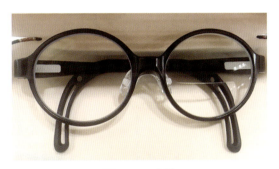

图 22　双光镜

是不是配上眼镜就一劳永逸了呢？不是的，因为宝宝处于快速生长发育的阶段，严格来说，宝宝每天都在成长，我们根据规律建议三岁以下宝宝每三个月验光一次，三岁以后每半年验光一次，度数变化了就要更换眼镜。

Tips

1. 小婴儿做完先天性白内障手术，眼内缺了一个能聚焦光

看不清楚，摔了一跤，今天路都不愿意走了。"

一般来说，先天性白内障是指从出生至半年内发生的白内障，这个郑宝宝近几天才表现出明显的视力障碍，一定不是先天性白内障。

我们给宝宝用儿童专用的动物视力表查视力，宝宝很懂事，很配合，视力检查结果是0.2，矫正也没有提高。

他很配合地把头靠到裂隙灯上，我仔细检查了一下。这孩子晶状体显著混浊，眼底能见度很差。郑宝宝无疑患上了"双眼白内障"。

我问："孩子有没有其他疾病呢？有没有在吃什么药？"

宝爸一脸坚定地回答："没有，身体从来都很好的，连感冒都很少。没有吃药。"

我再问："这是第几个孩子？家里其他人有没有类似情况？比如你们俩？爷爷奶奶？还有其他亲戚？"

宝爸："我们就这一个孩子，足月生的，都很健康的，除了孩子爷爷上次你给他做了白内障手术，我们其他人也都很好的。"

我问："爷爷是年纪大了才有白内障的吧？"

宝爸："是的，你说是老年性白内障。"

我说："宝宝现在是双眼白内障，至于什么原因，还需要继续检查。但是，有一点可以肯定，他需要手术治疗了。"

宝爸："手术，要手术的，赵医生，帮我们早点安排吧，再过几天就更看不见了。"

宝爸再问："赵医生，我们宝宝需不需要放人工晶状体？"

我说："当然要放人工晶状体。不过，宝宝手术以后还需要戴眼镜的。"

宝爸："为什么还要戴眼镜呢？不是有人工晶状体了吗？"

这是又和其他家长一样纠结到戴眼镜的问题上了。

我说："宝宝的人工晶状体没有调焦功能，犹如'老花眼'，我们给宝宝配眼镜是为了帮助光线聚焦。"

我让他带着孩子先去做一些检查。

我们大家对人工晶状体一定有了比较多的了解，自从上个世纪九十年代（20世纪90年代）人工晶状体在国内普及，几乎所有的白内障患者手术中都要植入一枚人工晶状体。近十几年来，各种功能性设计的人工晶状体不断推陈出新，成年人可以在白内障手术中植入一枚多焦点人工晶状体来解决老花眼的问题。现如今，大家也经常可以从微信宣传里了解到多焦点、三焦点、连续视程等人工晶状体，看得人眼花缭乱，却能明白大体意思是通过这些人工晶状体植入，人们就基本不用戴老花眼镜了。

宝爸带着孩子检查回来了，B超没有异常，其他眼部结构也没有明显异常。

小宝宝为什么不能植入多焦点人工晶状体？

这个时候，宝爸问："我父亲上次做完手术以后现在看电视看手机都不用戴眼镜的，好像你给他装了一个多焦点的镜片，我们孩子能不能也装这个？我们不想给孩子戴眼镜。"

多焦点人工晶状体，目前国内市场上有三焦点、双焦点和连续视程人工晶状体，通俗来说，大致设计特点是在人工晶状体上加上了老花镜的度数，也就是说在植入这些人工晶状体后，老花镜已经装在眼睛里面了，外边一般就不需要戴眼镜了。

点人工晶状体可能就不合适了，到时候可能还是需要配眼镜。"

妈妈说："那我们以后做激光。"

看来这一家子很能接受新鲜事物。我说："近视激光起码得在十八岁以后才能做。"

宝爸宝妈商量后决定还是给孩子装多焦点人工晶状体，于是我们如愿给孩子做了手术。

第二天查房，小家伙高兴地说："妈妈，我看得很清楚了。"我让他写几个字看看，以检查他的近视力，当我们大家看到孩子非常流畅地写字念字，都深感欣慰。

过了一个月，男孩爸爸带着孩子来复查，同时，爸爸也挂了号要看诊。孩子恢复得非常好，远近视力都很好，上学跟别的孩子没有什么区别。爸爸表示很羡慕，原来，孩子爸爸也是发育性白内障患者，之前做过手术，装的是单焦点人工晶状体，远视力很好，近看不清，年纪轻轻就要戴老花镜很不方便也很不舒服，还觉得影响形象。

我给孩子爸爸检查了一下，他双眼都做过白内障手术，人工晶状体在位，轻度后发性白内障。

孩子爸爸问："赵医生，能不能帮我换个跟我儿子一样的人工晶状体？"

我认为技术上是没有问题的，他真的意愿非常强烈的话，我可以帮他做这个手术。

孩子爸爸还是决定要做手术。

我们给男孩爸爸的左眼做了手术，取出原来的人工晶状体，清除掉后囊膜上的混浊皮质（清除后发障），打开囊袋，把新的多焦点人工晶状体植入于囊袋内。

手术后次日，男孩爸爸很兴奋地告诉我说："赵医生，很好，我现在看远看近都很清楚。"我们检查了一下，确实眼部情况非常好。

他说："我们这次决定没有错，虽然麻烦一点，再做了一次手术，我觉得很满意。"

确实，父子两人都植入了多焦点人工晶状体，都不用戴眼镜了，这个结果很让人高兴啊。

几年过去了，男孩十七岁，长成一米八的大小伙子了。他出现了近视，我们给他配了近视眼镜，通过这副近视眼镜，男孩还是能够清楚地看远看近。男孩说："妈妈说了，等高考结束再来查一下，做个近视激光手术。"

最近认识了一位荷兰的白内障专家，聊起小孩子人工晶状体选择的事儿，她说她小孩子做得不多，曾经给一个 7 岁孩子植入了多焦点人工晶状体，效果不错，之后我翻阅文献，发现她把这个病例发表了，说明她这个观点也是获得部分专家的认同的。

所以说，对于视功能发育良好眼球基本发育完全的孩子，多焦点人工晶状体也不是不能考虑的。然而，手术前后需要做更多的检查和分析，需要更加慎重地考虑，更加深入地和家长沟通。

1. 家长们不想给宝宝戴眼镜，但是为了视力更好地发育，宝宝还是需要戴眼镜。因为宝宝眼睛还在继续生长发育，宝宝即使植入了人工晶状体，也还有一些远视度数需要眼镜矫正；再者，宝宝的人工晶状体没有调焦功能，我们给宝宝配眼镜可以辅助光线聚焦，让宝宝看得更清楚。

2. 大多数幼儿和儿童都不适合植入多焦点人工晶状体，只有很小一部分功能发育良好的儿童可以酌情选择多焦点人工晶状体。

宝宝为什么会斜视?

　　新年第一个工作日,周一,门诊,诊室外面人山人海。在这个连日多雨湿漉漉的江南城市,还是有这么多来自各地的患者,让人感到肩上的担子很重啊。

　　一家三口进了诊室,原来是右眼先天性白内障术后的小患者甄宝宝。

　　这位甄宝宝左眼贴着彩色眼贴,严密无缝,右眼震颤了几下,注视着我(注视不是非常稳定,间杂着震颤),开心地喊"赵婆婆新年好,赵婆婆给我看下眼睛。"

　　我:"小宝贝新年好,说话这么溜,几岁了?"

　　甄宝宝:"宝贝两岁了。"

　　我:"小宝贝,看得清楚赵婆婆吗?"

　　甄宝宝:"看得清楚呀。"

　　这位小宝贝太可爱了,才两岁,小嘴这么溜。我看了一下视力记录,刚刚检查的 Teller 视力右眼 0.4 左眼 0.6。我问妈妈:"孩子现在遮盖左眼,靠右眼看,行动能力怎样? 你觉得眼睛斜视程度比之前好一些吗?"

　　妈妈笑着回答:"好着呢,能跑能跳,连掉在地上的小头发丝都能看见。我觉得斜视也比之前好,震颤也比之前轻。"

　　我们拿下左眼眼贴检查眼位。确实,小姑娘还是有内斜视的,程度不重。

这个甑宝宝小姑娘经历了两次手术了。

第一次来就诊时是五个月大,左边一只乌溜溜的大眼睛灵气地滴溜溜转,而右眼则眼珠子内斜得很厉害,像是躲在鼻侧的眼皮底下,同时还有眼球震颤。原来她患了"右眼先天性白内障,右眼形觉剥夺性弱视,右眼内斜视,右眼球震颤"。

什么叫斜视?

正常情况下,双眼视线一致,没有偏斜。孩子出现双眼相对位置不平衡,视线不一致,即为斜视,可以是外斜视(俗称"推窗眼"),可以是内斜视(俗称"斗鸡眼"),也可以是上斜视,或者其他少见特殊类型的斜视(图23)。通俗地说,孩子一眼看你的同时,另一眼视线却向内飘到鼻子这边,或者向外飘到耳朵的方向,或者是向上飘向额头的方向。斜视是相对于双眼而言的,一眼正一眼斜,谓之斜。检查斜视需要同时检查双眼。

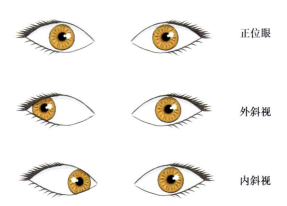

图23 上图正位,双眼反光点对称,中图左眼正位右眼外斜,下图左眼正位右眼内斜(镜像:左边为右,右边为左)

❧ 为什么会出现斜视?

斜视的原因很复杂,不少视力正常的孩子也可能出现斜视,更多的时候,是双眼视力或屈光状态不平衡引起的。比如双眼远视度数过高,可能出现斜视;比如一眼视力好,另一眼视力差,差的这只眼容易出现斜视;比如一眼近视一眼远视或者两眼度数相差太大,容易出现斜视。

患单眼先天性白内障的孩子,由于双眼视力不平衡,一眼正常发育,一眼由于白内障视觉发育受阻,特别容易出现斜视。而不少双眼先天性白内障的孩子,由于双眼弱视影响了立体视觉的发育,也特别容易发生斜视。

甄宝宝在五个月时接受了右眼先天性白内障手术,由于没有植入人工晶状体,宝宝戴上了高度数的远视眼镜,一个月后,开始戴硬性角膜接触镜(RGP,俗称硬性隐形眼镜)。尽管遮盖左眼时,宝宝凭戴上 RGP 的右眼可以自在玩耍,然而卸掉左眼的遮盖眼贴,妈妈发现宝宝右眼内斜视依然非常严重,心理颇为焦虑,总是希望宝宝的斜视自行逆转。

❧ 先天性白内障宝宝的斜视能自行好转吗?

要让宝宝的斜视不治而愈,这可以说是不可能完成的任务。对于先天性白内障的宝宝来说,双眼视线平衡不斜视的基本条件是双眼视力基本对称,双眼视力同步发育,就是说,需要孩子双眼同时看东西。然后,两只眼睛看到的物象,经过脑子接收后,脑子把信号整合成一个物像,医学上称作双眼同时视,也是孩子将来有立体视的基础。行文至此,我们应该能明白这样一个道理了，即保持双眼正位的协调能力是由脑子控制的，出生以后双眼视力同步发育的孩子，脑子会得到正常的视觉刺激，建立起双眼同时视的功能。而我们这位甄宝宝却缺乏了这样一个先机。

因为甄宝宝的左眼视力一直在正常发育，右眼视力到 5 个月时才在手术后开始发育，首先是失去了右眼视觉发育最好的时间窗，弱视训练需要假以时日打持久战，需要很长时间甚至几年的努力，而当右眼视力慢慢追赶上接近左眼时，她的双眼同时视的大脑控制功能已经基本失去发育的时机了。

实现双眼同时视功能还有一个必要条件，就是双眼视网膜上形成的物像大小基本一致。我们这位甄宝宝右眼戴着 RGP（请参看"宝宝为什么要戴眼镜？"），右眼的物像比正常的左眼大了大约 7%，即双眼视网膜上形成的物像一大一小，脑子容易受到干扰，也干扰她形成良好的双眼同时视。

那么既然不能自己好转，家长最为关切的是能不能在装人工晶状体的时候一并把斜视也矫正掉？毕竟，每一个宝宝都是妈妈的心头肉，看着宝宝一次次进入手术室接受全麻，妈妈真是心痛啊。但是，我们的回答是否定的。

❧ 先天性白内障宝宝的斜视什么时候手术？

我们刚才讲到当双眼视觉发育不平衡时容易出现斜视，需要有最基本的双眼同时视的功能才有可能可以保持眼位正位。

那么，想要让甄宝宝的右眼无晶状体眼的视力追上左眼，而且要让双眼视网膜上形成的物像大小基本一致，最好的办法是植入人工晶状体，人工晶状体植入是矫正宝宝无晶状体眼的最接近生理的方法。需要先给宝宝植入人工晶状体，然后继续进行康复训练，为右眼赶上左眼视力创造条件。可以等到双眼视力相近以后再进行斜视矫正。所以，原则上，植入人工晶状体和斜视手术不能同时进行。

在甄宝宝一岁半时，我们给她右眼植入了人工晶状体，之后再配上了低度数的 RGP。术后早期宝宝依然有严重的内斜视，经过三个月的康复训练，妈妈满怀喜悦地告诉我，看起来内斜视减轻了，眼球震颤也明显减轻了。我告诉她，斜视虽然减轻了，然而估计将来还得要做斜视手术的。

像甄宝宝这样的单眼先天性白内障的孩子，依然需要继续进行患眼的弱视康复训练，等到双眼视力接近了可做斜视矫正手术。如果弱视太严重，无论如何右眼也不能达到接近左眼的视力，可以在上学前进行斜视矫正手术，避免孩子上学后外部环境引起的心理创伤。

而对于双眼先天性白内障的孩子，在能明确检查视力并且双眼视力基本相当的时候，就可以考虑手术治疗了，或许宝宝还能发展出一定的立体视功能呢。

1. 宝宝双眼先天性白内障，由于形觉剥夺性弱视，视力差容易引起斜视，可以是内斜视、外斜视或者上下斜视。

2. 双眼先天性白内障，手术植入人工晶状体后，经过弱视训练治疗，可在双眼视觉发育相近后考虑斜视矫正手术。

宝宝为什么会斜视？

3. 双眼视功能发育相差很大的孩子，比如单眼先天性白内障的宝宝，患眼视力低于好眼视力，这种情况的斜视，可以在学龄前进行手术矫正。

宝宝能不能有立体视觉?

　　周三的门诊,来了一位可爱的林姓小姑娘,六岁,右眼先天性白内障术后六个月,一直很认真地戴眼镜,按医嘱遮盖左眼。我看了一下小姑娘的视力记录,术前 0.05,术后第一天矫正视力 0.1,术后一个月 0.3,现在已经 0.8 了,快速赶上左眼了! 这个视力进步的速度,太让人高兴,也很意外!

　　小姑娘术前右眼视力只有 0.05,验光试戴眼镜不提高,左眼 0.8。她的右眼白内障长得有一点特别,只是在后囊的中央偏鼻侧有一小点混浊(图 24)。除此之外,别的都没有异常。诊断是"右眼先天性后极性白内障,右眼弱视"。

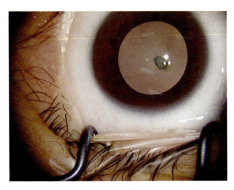

图24　晶状体后极鼻侧局限性混浊

孩子六岁了，因为弱视，我们之前向家长强调了孩子视力进步慢甚至不进步的可能性。

　　这样的结果，令家长和我们都很惊喜。我们分析，孩子在生命早期一定有过比较好的视觉发育，或许当初白内障范围更小位置更偏，所以，她很幸运地在出生几年后白内障加重过程中出现了轻度弱视。经过白内障手术后，辅以视觉康复训练，仅仅半年就康复到正常视力。

　　于是，我们给孩子检查了立体视功能。

❧ 什么叫立体视觉？

　　我们人类的眼睛从两个截然不同的视角来看待这个世界，然而我们却感知到一个单一的三维环境，即双眼单视功能。为了实现这个功能，我们需要三个基本要素：同时视、融合和立体视觉。同时视让我们双眼同时感知事物的细节，是立体视觉的最基本的一级功能；融合即把两个具有细微差异的图像合并成一个，是立体视觉的二级功能；立体视觉通过匹配相应点从两个眼睛获得的二维视网膜图像中提取数据，并通过计算剩余的视网膜视差来重建三维图像。我们正常人能从立体的物体感知一个三维的立体的物像，具有正常的立体视觉（图25）。

　　关于立体视功能发育的研究目前尚不深入，存在很多未解之谜。1980 年以前，几乎没有任何关于大脑是何时如何形成立体视能力的信息。1980 年有学者首次发表报告并被后面的很多研究所证实，认为婴儿出生后 3～4 个月开始出现立体视觉，具有立体视觉的婴儿不仅能辨别双眼视差，而且还有深度觉。通俗地说，就是 3～4 个月的正常婴儿开始发育立体视，能

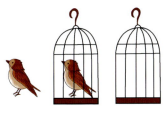

一级视功能：同时视

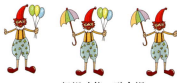

二级视功能：融合视

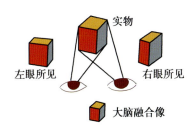

三级视功能：立体视

图 25　三级立体视功能

比较精确定位他们感兴趣的想抓的东西。在随后 3～6 个月里立体视功能迅速趋向成熟，并在接下来的几年里，持续缓慢发展。

同时，双眼立体视的发育强烈依赖于双眼视力。患严重先天性白内障的宝宝，在生命早期失去视觉发育的机会，同时也失去了立体视觉发育的早期机会。

我们给刚才讲的林小姑娘做了立体视功能检查，结果又给了我们一个大大的惊喜。小姑娘不仅有一级的同时视，同时还具备一定的二级融合功能。

这个结果反过来验证了我们的猜测，这孩子一定在出生后早期获得过比较好的视觉发育，在视觉发育的基础上获得过一定程度的立体视功能的发育。只是后来，随着眼球发育和白内障发展，这个进程被迫停在了某一个时间点。对于她来说，六岁的白内障手术还不算太迟。视力和立体视觉有了重新发育的机会。当然，目前她还没有更高级别的立体视功能。不过谁知道呢，大脑的可塑性很强，说不定过一阵子她能有我们正常人的立体视功能呢。

视力恢复差的孩子，谈立体视有点奢侈

这样的惊喜，也在其他好几个孩子身上出现过。然而，有些类似情况的孩子，却没有那么幸运，术后视力经过很长时间的康复训练，缓慢提升，甚至止步不前，真是令人着急。这些孩子也基本没有立体视。这些孩子，同样是先天性后极性白内障，可能在出生后早期白内障的位置正好位于视轴当中，因而形成了严重的形觉剥夺性弱视，同时也阻碍了立体视功能的发育。

视力康复好的孩子都有立体视吗？

立体视的发育依赖于视力的发育，同时形成立体视的先决条件是双眼同时视。所以，先天性白内障伴有斜视的孩子基本没有立体视。

记得有一个小姑娘，四岁的时候，妈妈带来找我要求手术。孩子的先天性白内障长得非常特别，整个晶状体里边布满类似钻石样的闪闪发光的混浊，当时孩子的双眼视力都是 0.1，同时伴有间歇性外斜视。什么叫间歇性外斜视呢，这是斜视的一种特殊类型，孩子在大部分情况下眼球位置是正常的，当注意力

不集中，或者视线看远时，就会出现一只眼向外漂移的样子。

当时给孩子做了白内障吸除、后囊膜切除、前段玻璃体切除联合囊袋内人工晶状体植入术，术后当时矫正视力0.3，手术后通过串珠后像等弱视训练，孩子视力逐渐提高到0.5，眼位依然是间歇性外斜视。在小姑娘长到6岁时，双眼矫正视力0.6到0.8，恒定性外斜视。我推荐她找了斜弱视科主任，做了斜视手术。

又过了一年，小姑娘7岁了，眼位正无斜视，视力稳定在0.8，于是我们给她检查了立体视。

之前她患有间歇性外斜视，一般来说，理论上间歇性外斜视的孩子还是具有一定的立体视功能的。虽然后面发展为恒定性外斜视，然而应该是有比较良好的基础的。

所以我对她的检查结果满怀期待。然而，结果却是，她连最基础的同时视功能都没有。看来，这孩子的治疗还是有所耽误了，四岁做白内障手术偏迟了，导致视力康复比较慢，而且，早期的低视力严重影响了立体视功能的发育。

所以说，好的视力是立体视功能发育的基础，然而视力好的孩子不一定都有立体视功能。

立体视功能重要吗？

由于在视觉发展的关键时期存在形觉剥夺，因此在先天性白内障手术后，想要实现高等级的立体视可能是一个不切实际的目标。缺乏立体视的孩子，在空间感知能力、深度判断能力方面会明显受到影响。当孩子蹒跚学步时，他们会比别的孩子显得胆子更小，不敢离开大人的帮助，不敢大步自由前行。终于在熟悉的平路上行动自如后，孩子下楼梯时会非常小心谨慎，因为他们缺乏对深度的判断能力。在障碍物中行走时，孩子也需要更加谨慎来避免障碍。而且，孩子的精细手工能力发展也会受到限制。但是，哪怕孩子能有最初级的立体视功能——双眼同时视，孩子就能够准确感知物体所在位置，能够准确够取他们感兴趣的目标。

为了更好理解，我们不妨遮盖一只眼，单靠一眼，来感受一下没有立体视的真实状态。

立体视功能的存在有助于维持稳定的正常眼位。也就是说，若孩子有一定的立体视功能，即便只有双眼同时视功能，孩子也不容易出现恒定性斜视，也可能减少眼球震颤的发生。

简单来说，即使没有完善的立体视功能，有一点也比一点都没有强多了，它带来的好处是：更好的运动技能、更自信的步伐以及能减少斜视和眼球震颤的发生风险。

当然，没有立体视功能的孩子，以后慢慢地可以产生一定程度的经验性适应，类似于一点立体视功能。

1. 我们正常人能从立体的物体感知一个三维的立体的物像，具有正常的立体视觉。同时视让我们双眼同时感知事物的细节，是立体视觉的最基本的一级功能；融合即把两个具有细微差异的图像合并成一个，是立体视觉的二级功能；立体视觉通过匹配相应点从两个眼睛获得的二维视网膜图像中提取数据，并通过计算剩余的视网膜视差来重建三维图像。

2. 视觉发育是立体视功能发育的基础，大部分先天性白内障的孩子由于失去早期视觉发育的机会，视觉发育不理想导致立体视功能差甚至没有。

3. 缺乏立体视的孩子，在空间感知能力、深度判断能力方面会明显受到影响。将来孩子经过长期的现实环境的探索，会获得一些经验性的类立体视功能。

宝宝为什么会眼球震颤?

2019 年春节过后，杭州进入了一个多雨季节。天气预报显示的是一个接一个的小雨、中雨甚至雨夹雪的样子，给赶路的行人带来了很多麻烦和困扰。然而，恶劣天气挡不住宝妈们的积极寻找光明之路。

周一的门诊迎来几位远道而来的小婴儿。

宝妈抱着六个月大的宝宝坐到了我的裂隙灯前面，带着福建口音的爷爷在一旁开口说："想查一查孩子眼睛有没有问题，我和小孩的父亲都是先天性白内障，当初找你做的手术。"

宝宝正在妈妈怀里酣睡，我扒开眼皮用裂隙灯看了一下，宝宝果然瞳孔区发白，晶状体混浊，没错，宝宝患有先天性白内障。我们给宝宝瞳孔散大再检查。一会儿，宝宝醒了，我们发现，宝宝喜欢眼睛看向天花板，同时眼球不由自主地颤动。等到瞳孔比较大之后，我们发现，宝宝的晶状体中轴致密混浊，范围大约 4mm（图 26）。

这位宝宝的诊断是："双眼先天性白内障，双眼形觉剥夺性弱视，双眼球震颤。"

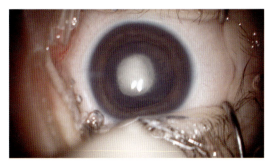

图 26　晶状体中轴致密混浊

📍 什么叫眼球震颤？

这样的诊断前文反复出现过，大家一定不陌生了。

我问家长："你们有没有发现孩子眼睛有异常呢？"

爷爷说："就是看到孩子总是看向天花板，不看人。"

我说："孩子先天性白内障，有点耽误时间了，出现了严重弱视，眼球震颤。"

爷爷："赵医生，弱视我知道的，我也有，什么是眼球震颤？为什么会眼球震颤？手术以后会不会好起来？"

我："孩子眼睛看东西时，眼球不能由大脑控制固定注视，而是不由自主地抖动，叫眼球震颤。孩子眼睛看不清物像，只看到雾蒙蒙的光，就容易出现眼球震颤。做完手术，配上眼镜，随着宝宝视力逐渐提高，震颤可能会好一些。"

📍 眼球震颤是如何发生的呢？

我们人类为了能看清物像，需要注视物像，需要把物像聚焦到双眼的黄斑中心凹上（图27）。当物像出现在我们视野中时,我们通常会转动头部和眼球去捕捉物像。我们需要精确地在刹那间把头和眼球固定在一个合理位置上才能清晰地分辨物像。这样的动作需要有健康的注视维持系统和健康的相关神经系统去实现。简单地说,我们需要有好的视力,正常的神经冲动和正常的肌肉反应来发育完成注视维持系统,完成注视动作。

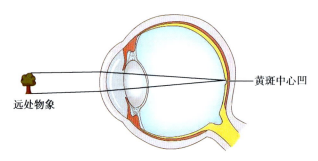

黄斑中心凹

远处物象

图27 正视眼,远处物像可以聚焦在黄斑中心凹

当这个注视维持通路中任何一个环节出现问题,都会出现眼球震颤。比如先天性白内障,就是注视通路上物像被人感知的第一个环节,这第一个环节出现了问题。

这位宝宝六个月大了,双眼严重先天性白内障,出现了严重弱视,没有清晰的物像。在生命的早期,大脑和眼睛以及各路神经都处在快速发育阶段,在这个阶段没有及时治疗,孩子就没有办法发育形成一个注视维持系统,就会出现眼球震颤。

我们让家长去综合性医院做了心脏超声检查,拍了胸片,排除了麻醉禁忌,尽快给他安排了手术。术后第二天,我发现宝宝虽然还有明显的眼球震颤,已经能够比较好地看灯光了。

这是一位因为家长眼睛视力不够好没能早期发现孩子眼睛异常而耽误的病例,希望接下来配上眼镜孩子视力会越来越好。

先天性白内障的孩子生下来就有眼球震颤吗？

不是的。

刚生下来的宝宝是一张白纸，健康宝宝一路无障碍地发育成长，患有先天疾患的宝宝需要医生适时解除疾患，才可以正常地发育成长。

前面说过，宝宝需要有好的视力才能发育成正常的注视维持系统，发育有一个时间窗。视觉发育和注视维持系统的发育是相辅相成的，这方面研究不够深入，还有许多不明了之处。然而，我们临床上发现大部分在出生后 6 ~ 8 周之前接受手术的宝宝没有明显的眼球震颤。

宝宝需要悉心呵护争取早日手术

有时候，宝宝因为全身情况不适合做全身麻醉而耽误手术时机。

记得有一个小宝宝来就诊时才刚满月，细心的妈妈发现了孩子瞳孔区发白，及时来就诊了。我们检查发现孩子患有先天性白内障，刚满月的孩子大部分时间都在睡觉，当孩子睁眼看时，我们发现孩子不会注视，只对灯光有反应，然而眼球位置是正常的，也没有眼球震颤。

我们让家长给孩子去做个心脏和肺脏的检查，希望能在 6 ~ 8 周前完成手术。

检查的结果让家长焦虑，孩子心脏没有发育好，麻醉师让他们回去再养一段时间。之后宝宝感冒了，然后诱发支气管炎，一直折腾。好不容易之前的事儿都落定了，宝宝已经 3 个月大了，才又带着宝宝来了。他们自己已经复查了心脏超声和胸片，我们的麻醉师也评估了，表示没有全身麻醉禁忌证了。

我给宝宝做了详细的眼科检查，双眼位正位，严重的眼球震颤，双眼晶状体完全混浊。这个宝宝的诊断：双眼先天性白内障，双眼形觉剥夺性弱视，双眼眼球震颤。人生总是会有很多无奈的事情啊，这个宝宝，家长已经很认真负责了，然而宝宝却因为心脏发育原因而要等待手术，然后，等着等着就出现了眼球震颤。现在全身情况允许手术了，我们能做的就是尽快给予治疗。

我们尽快给孩子安排了手术。手术以后配上眼镜，孩子将来还需要一次植入人工晶状体的手术，希望孩子将来能有明亮的双眼。

❯❯❙ 做完手术后眼球震颤会不会好？

大部分宝宝在视力获得提高后，震颤会有所减轻，在一些震颤比较轻就得到手术治疗的宝宝，震颤甚至可能会基本消失。

这位三个月的宝宝手术非常成功，手术后三天就戴上了厚厚的小眼镜。但是眼球震颤依然非常严重，我们可以看到在具有很大放大倍率的眼镜后面，孩子双眼兴奋地滴溜溜转，同时伴有不由自主地震颤。随着一段时间的戴眼镜，宝爸宝妈倒是对宝宝的视觉发育挺满意的，宝宝能目光追随彩色物体，能准确抓小东西。宝宝一岁时，能扶着凳子墙壁走路了，宝妈还高兴地说"宝宝还能特别溜地玩电子游戏了呢"。仔细对比宝宝手术前后的视频，宝宝的眼球震颤虽然还很明显，但是比之前还是减轻了很多。

⤴ 眼球震颤对视觉发育有没有影响呢？

就像我们看一个快速移动的物体会看不清楚一样，宝宝眼球震颤显然会制约视力的发育。宝宝需要有清晰的物像信号，才能发育好稳定的注视维持系统，能稳定注视是视觉发育的一个重要前提。所以视力差和眼球震颤像一对难兄难弟，相互促进，相互制约。如果上面的宝宝能在 6~8 周之前做手术，宝宝可能就不会有眼球震颤了。现在宝宝 3 个月才做手术，严重的眼球震颤使得宝宝没法稳定地注视物体，会部分阻碍宝宝的视觉发育。

从这个意义上来讲，我们需要尽早给孩子实施白内障手术，防止眼球震颤，促进视功能发育。

当然，宝宝的先天性白内障治疗是一个系统工程，在强调视功能发育的同时，不仅要考虑到宝宝的全身情况，同时要尽可能降低手术并发症的发生，尽可能使宝宝获得一个时机得当的安全有效的治疗。

1. 双眼先天性白内障宝宝，如果没能在 6~8 周前完成手术，比较容易出现眼球震颤。

2. 严重的眼球震颤使得宝宝没法稳定地注视物体，会部分阻碍宝宝的视觉发育。

3. 先天性白内障手术以后，有些孩子的眼球震颤会减轻，但是有些却无明显改变。

如何给宝宝做视觉康复训练？

曾经有一个让人很遗憾的故事。

一对父母带着他们7岁的孩子来到我的诊室，要求手术植入人工晶状体。我看了一下孩子，没有戴眼镜，眼球震颤，外斜视，裂隙灯

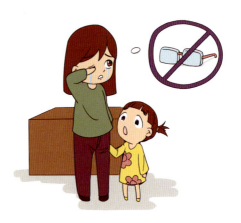

检查了一下，发现她是白内障术后无晶状体眼。

我问家长："这孩子什么时候做的手术？做完手术有没有戴过眼镜？"家长疑惑地问："1岁时做的呀，还要戴眼镜吗？从来没有戴过眼镜。"

宝宝因为先天性白内障的关系患有弱视，如果只是做了手术就任凭孩子自由发展，弱视是得不到解决的，孩子将会一直弱视，并且会伴随有眼球震颤和斜视，待长大再训练已经太迟了，失去康复的先机了。所以做完白内障手术要紧接着实施视觉康复训练。

如果说手术是先天性白内障宝宝视力康复的先决条件，那么术后的康复训练就是必需措施。

⤙ 康复训练怎么做？

眼睛的康复训练，也就是我们常说的弱视训练。实际上并不复杂，就是戴上眼镜，让患眼学习"看"。

比如这两天手术的几个宝宝，其中 2 个月的杨宝宝右眼先天性白内障，术后无晶状体眼，我们在术后第二天就给宝宝验光，验光度数是 2 400 度（这个理论上是远用度数），因为宝宝大部分时间还是抱在怀里，看近比较多，视线也不远，所以我们给孙宝宝预定 2 600 度眼镜，等眼镜一到，宝宝就可以戴上眼镜了，弱视训练，能早一天是一天。

⤙ 单眼先天性白内障的孩子，戴隐形眼镜更利于康复

对于像杨宝宝这样的单眼先天性白内障患儿，实际上最佳方案是右眼配戴隐形眼镜（度数比框架眼镜明显降低），然后遮盖左眼。我们前文有说过，隐形眼镜放大倍率相对比较低，比较容易和左眼协调起来，有利于孩子的适应和视功能的训练。再者，一眼厚厚的镜片一眼没有镜片，光是镜片的重量不对称也让镜架和鼻梁难以驾驭。好在现在的镜架设计还不错，大部分都有一个硅胶延长带依托后脑勺的力量固定镜架。

宝宝刚做完手术，还不能够每天早戴晚取隐形眼镜，待两周到一个月切口长好拆线后，如果家长愿意学习戴隐形眼镜了，还是给孩子配上隐形眼镜比较好。在很多国家，有高透氧硅胶隐形眼镜，医生甚至可以在手术结束时就给宝宝戴上隐形眼镜了，可以连续数日甚至一月长戴，在复查时由医生来处理

隐形眼镜，家长和宝宝就方便多了。目前，我们没有可以戴一个月的高透氧隐形眼镜，所以我们给孩子配戴一个月的框架眼镜，之后就建议家长给孩子戴隐形眼镜了。

⬊｜单眼先天性白内障的孩子，每天要遮盖好眼几个小时

单眼先天性白内障和双眼先天性白内障术后康复路径有所不同。

单眼先天性白内障的孩子，弱视训练起来比较麻烦。比如杨宝宝的情况。

宝妈问："赵医生，您说要弱视训练，我们宝宝怎么练啊？"

我回答："给孩子右眼戴上眼镜，每天遮盖左眼一点时间，这样孩子不得不用右眼看，然后多拿一些色彩鲜艳的玩具吸引她的注意力，这么小的宝宝，这就是训练了。"

两个月的宝宝着实太小了，还什么都不懂。我们要做的就是给孩子视觉刺激。宝宝在生命早期对彩色东西会比较敏感，所以，可以多多使用彩色玩具给孩子看。大一点的孩子，有了一定的动手能力，可以让孩子小手去摸去抓取一些彩色玩具，让孩子练习彩色串珠等。

宝妈问："怎么遮盖啊，拿什么遮盖？要遮盖多久？"

我："可以买那种彩色的花布眼贴，也不丑。孩子平常每天能醒几个小时呢？"

宝妈："每天早上一觉，下午一觉，大概能有三四个小时醒着。"

对于单眼先天性白内障的孩子来说，康复训练的重要一环

是遮盖好眼。因为如果不遮盖好眼，孩子一定会优先用好眼去看，如此一来，患眼就得不到机会训练。所以，必须要遮盖好眼才能给患眼视力康复的机会。

两个月的宝宝，双眼都处于发育阶段，健康的左眼也不宜遮盖太久，一般原则是遮盖好眼清醒时间的一半。随着宝宝逐渐长大，清醒活动的时间也逐渐延长，遮盖好眼的时间也逐渐加量，最长不超过 6 ~ 7 小时。家长不能用力过头随意延长遮盖时间，因为宝宝还小，好眼也需要继续发育，我们不能为了训练患眼而伤了好眼。待到患眼视力训练接近正常时，遮盖时间逐渐减少，至每天 2 小时左右继续维持。

于是我让他们"每天遮盖左眼一个半到两个小时，宝宝清醒时间无论左眼有没有遮盖，右眼都要戴上眼镜。"

宝宝逐渐长大，遮盖好眼越来越难，家长贵在坚持啊

宝宝还小，动手能力弱，自我意识还没开始，好眼视力也不是发育得很好，遮盖好眼相对轻松，抓紧给她遮盖训练，视力比较快能赶上好眼，等她稍微大一些也不容易反抗。在小宝宝看来，遮盖眼睛是理所当然的事情，而且遮盖好眼后还是能看得见，她估计不会想到反抗。等到半岁以后，自我意识开始抬头，动手能力增强，小手能抓能扯，如果右眼视觉发育得不错了，宝宝还是能配合遮盖好眼的。但是如果右眼视力还很差，她可不乐意遮盖好眼，要想做到每天几个小时的遮盖，家长要时时监查，可有的辛苦了，而且还经常管不住。

半岁以后才做手术的单眼白内障孩子，患眼视力非常差，

刚开始盖上好眼后几乎看不见，会出现家长和宝宝的拉锯战，你给我贴上，我就给你扯掉，需要家长十二分的留心，确保每天能遮盖上几个小时，让患眼有机会发育。在最初的困难和磨合之后，孩子的视力在康复，接受能力会大大加强，然后慢慢习惯成自然。

也有些单眼白内障的孩子，由于发现得晚，一两岁甚至更大才得到治疗，训练起来更是困难。遮盖好眼，说起来两个字很简单，执行起来非常困难。要持之以恒更是难上加难。有一些不懂事的孩子不配合遮盖，有一些懂事的孩子怕别人笑话不愿意遮盖，有一些愿意遮盖的孩子还可能因为眼贴胶过敏而不能遮盖。真是一言难尽。有一天，一宝宝带着立体眼罩来看诊，我看了一下，这个眼罩遮盖挺严实的，宝宝没法用好眼偷看，也是个不错的选择（图 28，图 29）。

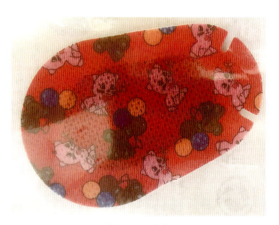

图28　眼贴

实在不行，给宝宝的好眼配上一片平光镜，然后在镜片上涂上一层防裂唇膏，起到一个"雾蒙蒙"的效果，也是一种遮盖方法。

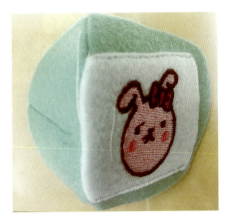

图29　立体眼罩

⅃ 上幼儿园或者小学的孩子，遮盖好眼，需要家长和老师共同努力营造温馨环境

上幼儿园和上小学的孩子，遮盖不仅是家长和孩子的拉锯战，还增加了心理因素。小朋友会耻笑他们，心理健康遭到伤害。这个阶段，需要家长和老师一起营造一个温馨的环境，比如塑造一些戴眼贴的神奇的角色等，让孩子主观上欣然接受，这样就不容易出现心理创伤。也有一些家长，采取早上出门前和下午回家后在家里戴眼贴，虽然时间略有不够，效果会弱一些，但总比不遮强。

然而，无论多么困难，我还是那句话，对于单眼白内障的孩子来说，遮盖好眼，让患眼训练，用进废退，这是唯一的途径。

而且，遮盖要持续数年，直至孩子视力和健康好眼一致，而且一直稳定不下跌，才叫弱视训练成功。

最近就有一位小姑娘，视力从术后的 0.05，在术后 9 个月时上升到 0.8，几乎和对侧好眼一致了。妈妈和小朋友都很开心，就没遮盖了。然而，等下次六个月后再来复查时，妈妈忧愁地发现孩子视力只有 0.4 了。这个故事告诉我们要持之以恒，在视力接近正常后，还要在相当长一段时间内每天保持 2 小时左右遮盖好眼训练患眼。小姑娘恢复了每天遮盖 5~6 小时，希望下次复查时视力能再次给我们惊喜。

❧| 双眼先天性白内障的弱视训练

对于双眼先天性白内障宝宝，弱视训练就相对比较简单了。

比如这两天手术的 3 个月的孙宝宝双眼先天性白内障，术后无晶状体眼，我们在第一眼术后第二天就给孙宝宝验光，验光度数是 2 300 度（这个理论上是远用度数），因为宝宝大部分时间还是抱在怀里，看近比较多，视线也不远，所以我们给孙宝宝预定 2 500 度眼镜，等第二眼手术以后就可以直接戴上眼镜了，弱视训练，能早一天是一天。

宝妈问："赵医生，我们宝宝怎么练啊？"

我回答："给孩子戴上眼镜，多拿一些色彩鲜艳的玩具吸引她的注意力，这么小的宝宝，这就是训练了。"

宝妈："他们家宝宝要遮盖一只眼，我们要吗？"

我："你们家宝宝双眼都有先天性白内障，双眼都有弱视，双眼做完手术一起发育，不要遮盖的。只要孩子醒着的分分秒秒，尽量给孩子戴上眼镜，就可以了。"

不过，如果双眼先天性白内障的宝宝双眼视觉发育不平衡，有时候还是需要每天遮盖相对好眼一点时间的。

宝妈："赵医生，这个眼镜好厚啊，宝宝要一直戴这副眼镜吗？"

我:"你们可以配隐形眼镜啊。不过,这个厚厚的眼镜度数也会慢慢减下来,以后每三个月验一次光,度数减了就换一副。再说,宝宝脸也会长大,到时候眼镜架也得跟着换哦。"

戴眼镜还有一些讲究。特别小的抱在怀里的小毛头,眼镜的度数要在验光度数基础上过矫,比如说,验光度数是2 300度,要配上2 500～2 600度的眼镜,让宝宝可以看清近处的物体,可以看清爸爸妈妈的脸,看清触手可抓的玩具。等宝宝稍微长大一些,想看更远的东西了,可以配两副眼镜,一副看远,一副看近。宝宝长到两三岁懂事一点了,配一副双光镜,看远用上面的光学区,看近用下面的加光区。

无论是单眼还是双眼先天性白内障的弱视宝宝,等稍微长大能够配合训练时,可以购置一些弱视训练仪在家练。

✈ 弱视训练"一二三"

弱视训练有"一二三"三个步骤:

弱视训练第一步:配戴眼镜,隐形眼镜是首选,因为隐形眼镜放大倍率小,宝宝透过隐形眼镜看东西比较接近自然。当然,有些家长不敢给孩子戴隐形眼镜,或者有些孩子不适合戴隐形眼镜,可以选择框架眼镜。对于双眼患病的孩子来说,双眼配戴上框架眼镜也很不错。

弱视训练第二步:多彩玩具刺激宝宝视觉发育,还可以用一些仪器训练,也可以做彩色串珠训练等。

弱视训练第三步:定期检查验光,度数有变化及时更换眼镜。

Tips

1. 婴幼儿白内障术后的康复训练，即弱视训练，最主要的是让孩子戴上眼镜看，小婴儿可以看色彩鲜艳绚丽的玩具等物件，大点的宝宝，可以用一些仪器训练，也可以做彩色串珠训练等。

2. 几个月大的小婴儿白内障术后无晶状体眼，需要配戴高度数的凸透镜眼镜，RGP 比框架眼镜成像质量好，弱视训练效果好。

3. 单眼先天性白内障的宝宝，由于一眼健康一眼患病，患眼处于先天劣势，不仅需要配戴眼镜（强烈建议 RGP），还需要遮盖好眼强迫患眼看，才能给患眼视力提升的机会。每日遮盖时间随年龄不同，而且，遮盖是一场持久战，一遮好多年，要一直持续到患眼和好眼视力相当而且稳定维持一段时间。

宝宝要不要常去户外?

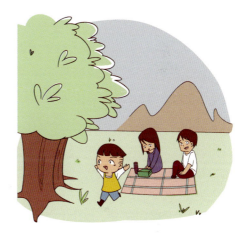

　　周三,阳光明媚。3 个月大的张宝宝,抱在妈妈怀里,来复诊了。襁褓里的小婴儿,经过一路摇晃,睡得正熟。我赶紧乘着她熟睡检查,轻轻地扒开孩子眼皮,拿手持裂隙灯照了下,发现孩子眼睛恢复得很好,清清亮亮的角膜和前房,瞳孔正圆,瞳孔区也是清清亮亮的,拿起直接检眼镜照了一下眼底,红光非常好。

　　张宝宝是 4 周前做的手术的。当时宝妈诉说宝宝生下来就有双眼白内障,所以两个月大时我们就给做了白内障手术。

　　我们给宝宝量了眼压和角膜厚度,还拍了眼底照片,所有的检查都很好。宝宝清醒了,戴着为他特别订制的厚厚的小眼镜,眼睛在厚厚的眼镜片后面滴溜溜地乱转。调整用药后,宝妈准备离开了。

襁褓里的小宝宝，需要增加户外时间吗？

临时想起了什么，宝妈问道："赵医师，大家都说小孩子要多户外活动，我要经常带宝宝去户外吗？"

我想家长问这个问题的原因，一定是近两年经常在媒体上提的增加小孩子户外活动时间预防近视。这里说的是学龄前和学龄儿童。具体到三个月的宝宝，有没有必要增加户外活动来预防近视呢？目前没有任何科学依据。我想，宝宝还抱在怀里这么小，将来会不会长成近视还真没法预测，家长就不必要纠结了。而且，宝妈现在要重点关心的是宝宝的视觉康复，看近获得的视觉刺激疗效远比看远的好。

我说："孩子这么小，该怎么养就怎么养吧。"

宝妈疑虑顿消，满心欢喜。

大一点的宝宝，增加户外好处多

这时另一位宝妈插进来问了一句："赵医师，我们孩子五岁了，要不要增加户外活动啊？"

这是一位洪姓小女孩的妈妈，洪宝宝是在一岁以内做了白内障摘除手术的。记得他们第一次来找我时洪宝宝已经三岁了，我们给她植入了人工晶状体。时间过得真快，转眼孩子五岁了。

洪宝宝很乖，检查很配合，我们发现她眼轴 28mm，眼底豹纹状，其他都挺好。五岁的孩子 28mm 的眼轴确乎少见的，应该是属于先天性白内障和先天性高度近视。豹纹状眼底是高度近视的特征性表现，因为眼轴长视网膜变薄，所以视网膜下面的脉络膜血管就显得非常清晰，看起来眼底就像豹纹状了。

实际上，先天性白内障宝宝在年幼时做了手术植入了人工晶状体，长大后不少孩子长成了高度近视，家长的担心不无道理，我们医生也很担心的呢。然而，孩子的个体差异还是很大的，就像个子一样，有的孩子读初中就一路拔高长成一米八，有的孩子就是不"长个"，家长很焦虑，眼球也是一样的道理，有的孩子怎么长眼轴还是很短，有的孩子两三岁眼轴居然能长成二十六七毫米的样子（成人的正常眼轴范围是 22～24mm）。

户外活动能够预防近视，目前的研究认为可能与多巴胺的释放有关。学龄期儿童近视的主要原因是由于眼轴的轴向延长。有研究证实，光线可以促进眼底视网膜释放多巴胺，而多巴胺可以减慢眼轴长度的延长。户外光线会比室内强烈 100～1 000 倍，室内照明灯光下光强度一般只有几百个 lux（光照单位），而在室外太阳光下，能达到 1 万以上，即使在阴天和树荫下通常也有几千 lux，因此在户外活动能够促进更多的多巴胺释放，进而起到预防近视的效果。根据目前的研究结论，建议每天至少户外活动 2 小时、每周至少 14 小时，预防近视更有效。我理解这个研究结论对先天性白内障术后的近视也可能适用。

对于洪宝宝，我想增多户外活动还是有好处的。即使已经长成了事实上的高度近视，多户外，控制近阅读时间，对于延缓她的眼轴延长可能有一定的作用，当然，洪宝宝因为还有形觉剥夺性弱视，需要一定时间的近距离弱视训练，这里需要找一个平衡点。

我对洪宝妈说："尽量抽时间多带小家伙户外活动吧。"

⚓ 眼轴短的孩子，需要增加户外时间吗？

听完我对洪宝宝的建议，门口候着的另一位宝妈也问："赵医生，那我们宝宝呢？"

这位曾宝妈我很熟悉了，她在宝宝 3 个月时就和我打上了交道，现在孩子也五岁了。曾宝宝在三个月时我给他做了双眼晶状体切除联合前段玻璃体切除，之后一直戴厚厚的高度数远视眼镜，三岁时我给他植入了人工晶状体，继续戴薄薄的低度数远视眼镜。时间过得真快，转眼这些孩子都长大了。

我说："来，宝贝，先给我看一下。"

曾宝宝现在很懂事了，乖乖地拿下眼镜把头靠了上来。小家伙眼睛恢复得很好，没有震颤没有斜视，瞳孔圆溜溜的，人工晶状体位置非常正，眼底也清晰可见。他稚嫩的童声问我："医生阿婆，我眼睛好吗？"我看了一下电子病历记录的戴镜视力 0.6，摸了摸他的小脑袋，说："宝贝眼睛好极了。"

容我小小的感慨一下，岁月不饶人啊，我已经从孩子口中的阿姨变成了阿婆奶奶了。

我们给曾宝宝测了眼压眼轴，拍了眼底照相，一切都很好，就是他的眼轴还比较短，19.5mm。记得当时两岁前后宝爸宝妈着急给孩子装人工晶状体，眼轴还只有 18mm 不到。理论上，两岁的孩子眼睛基本上接近成熟了，应该接近 22mm 了，然而他还只有这么短的眼轴，所以，我让他们再等。一直到三岁，眼轴还不到 19mm，家长不愿意再等，我们也着急孩子的视觉发育，所以就给植入了人工晶状体了。

曾宝宝这几年长个子长心智，矫正视力也长到 0.6 了，就是不长眼轴啊，这么看来孩子将来的近视概率应该是不高的，所以对他来说，户外不户外似乎关系不大。

所以，我交代宝妈："孩子继续戴双光眼镜，该学习学习该玩玩，户外想多去就多去，都不要紧的。"

上面的例子都比较特殊，那么对于眼轴没有那么异常的先天性白内障宝宝，手术以后要不要多户外活动呢？我想说的是，弱视训练的本质是让孩子看，近距离的刺激训练效果更好。然而世界精彩纷呈如此美好，应该多多让孩子出去活动有益身心健康。当然，户外活动和近距离弱视训练，这中间需要掌握一个平衡点，所谓的平衡点也需要个性化的调整才能达到。

1. 太小的抱在怀里的"小毛头"，谈户外活动时间，为时尚早。

2. 足量的户外活动时间能有效预防近视和延缓近视进展。先天性白内障患儿术后有部分患儿长成高度近视，可以适当增加户外活动时间延缓近视进展。

3. 还有不少眼轴短的患儿，家长不必纠结于户外时间，看孩子喜好，平常心对待。

宝宝为什么总是流眼泪?

春日,江南多雨,阴雨连绵的日子,到处湿哒哒,似乎给人心情也蒙上一层阴影。周一出门诊,有一对远道而来的夫妇抱着3个月大的小女娃顾宝宝来求治。

宝妈说:"赵医生,我们宝宝眼睛先天性白内障了,能不能早点安排手术?"

我给检查了一下,的确,宝宝双眼晶状体白色混浊,同时,她还有眼球震颤。然而,宝宝眼泪汪汪的样子让我怀疑她还有别的异常。

↘┃ 宝宝流眼泪是什么原因?

都说一双水汪汪的大眼睛很美,然而宝宝总是眼泪汪汪却不是什么好事。那么,宝宝眼泪汪汪有哪些原因呢? 常见的有两大原因,一是下眼睑内翻倒睫,睫毛刺激了角膜引起流泪;一是鼻泪管堵塞,因为胎儿发育过程中鼻泪管有一层膜残留造成新生儿鼻泪管堵塞,可以通俗理解为下水道堵塞,该往鼻子里流的眼泪水往外流了。

我仔细看了一下顾宝宝,没有倒睫。

我问宝妈:"宝宝一直这样眼泪汪汪吗? 之前看医生有做过什么检查吗?"

宝妈:"是的,一直都是眼泪汪汪的,大家都说我们宝宝眼睛水汪汪的呢。我们去看过医生,做了一个 B 超,医生就说是白内障。"

我说:"一直都是泪汪汪的,很可能是鼻泪道不通畅,我们先给孩子检查一下。"

我让护士给冲洗泪道试试,果然鼻泪管堵塞了,而且冲洗出来有黏液样脓性分泌物。说明宝宝不仅有鼻泪管堵塞,而且因为堵塞造成泪液及细菌潴留,发生了"慢性泪囊炎"(图 30)。至此,宝宝的诊断非常明确了,"双眼先天性白内障,双眼形觉剥夺性弱视,双眼球震颤,双眼鼻泪管堵塞,双眼慢性泪囊炎"。由于泪囊里潴留了大量的细菌,这是白内障手术的禁忌,所以,当务之急是疏通鼻泪道,治疗泪囊炎。于是,宝宝被转到眼鼻相关专科,试行泪道探通术,然而,这位宝宝的探通非常困难,试了两次都失败了。终于在一番折腾后做了手术,成功打通了

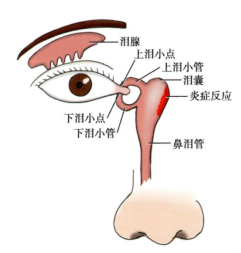

图 30 泪液引流系统,鼻泪管堵塞可以引起泪囊炎

堵塞部位。至此,宝宝的泪囊炎治好了。

当宝宝再次出现在我的诊室时,已经是一个月之后了。这时候,宝宝四个月大了,没有眼泪汪汪,但是由于宝宝患有严重白内障四个月了,眼球震颤明显加重,而且还出现了外斜视。我尽快给宝宝安排了手术。手术以后宝宝需要点眼药水治疗,防止感染,消除炎症,并且用快速散瞳药活动瞳孔防止后粘连。宝宝经过术后两三天的观察,验了光配了眼镜,恢复良好出院了。

⤵ 宝宝又流泪了,难道是鼻泪道又不通了?

手术后一周,是宝宝第一次复查的日子。妈妈很焦虑,担忧地告诉我,宝宝又一次眼泪汪汪两天了。那么,是什么原因造成宝宝再次眼泪汪汪呢?难道鼻泪管又堵了?经过检查,我们发现这次是宝宝的角膜出现了一点小问题。宝宝的角膜很娇嫩,经过几天的眼药水刺激,出现了药物毒性反应,我们称之为"药物毒性角膜病变"。角膜上具有丰富的神经末梢(图 31),一点点不正常都会引起刺激性流眼泪。俗语说"眼睛里容不得半点沙子"就是这个道理。好在最初一周已经过去,有些眼药水

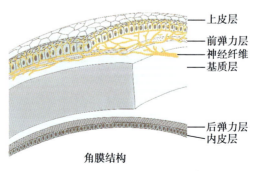

角膜结构

图 31 角膜的层次示意图,黄色纤维状结构表示神经末梢丰富

可以减量了，同时，我们强调让家长把眼药水点在下方眼白上，而不是角膜上。我们还抽了一点爸爸的血，制备了血清制品给宝宝点眼。三天过去，宝宝不再流泪了，角膜完全修复了。

❧ 宝宝怎么又流泪了？这次是为什么？

术后一个月，宝宝又来复查了。这一次宝妈很有经验，说："赵医生，宝宝这两天有一点点流泪，是不是该拆线了？"

我们检查发现宝宝的切口愈合得很好，缝线松动略微隆起，引起了刺激性流眼泪。所以，宝妈说得对，宝宝这次流泪是因为缝线松了，需要拆线了。

宝宝的眼睛，跟大人有很大的区别，大人即使 3mm 的切口也不用缝合，闭合非常好，而宝宝眼球没有发育好，不到 1mm 的切口也要缝合，不然容易漏水出现并发症。切口愈合后变松隆起的缝线会刺激眼睛流眼泪，需要及时拆线。

我们在麻醉师给予宝宝滴鼻麻醉的协助下拆了线，宝宝的眼睛不再有异物感，不流泪了。宝妈一颗焦虑的心终于放松了。

❧ 溢泪流泪，傻傻分不清

实际上，我们医生对眼泪汪汪有两种表达。

一种是溢泪，表示的意思是眼泪水量并不多，只是因为流出通道不通，该往鼻子里流的眼泪满溢到眼外了。我们的顾宝宝第一次出生后一直泪汪汪就是鼻泪道堵塞引起的溢泪。

另一种是流泪，表示的意思是流出通道没有问题，是眼睛表面特别是角膜受到刺激引发了泪水分泌量的增加，出现刺激性流泪。宝宝术后第一次流泪是因为药物毒性角膜病变，提示家长在给宝宝点眼药水时要注意正确的方式，如果发现宝宝流眼泪要及时就诊。术后第二次流泪，是因为缝线松了，这也提示家长术后观察到孩子有任何异常需要及时复诊，因为松脱的缝线不仅会刺激旁边的眼白上的球结膜长入，引起比较大的瘢痕影响美观，而且可能会引发线道感染造成角膜感染。

另外，临床上，还有不少宝宝因为睫毛向里倒，也叫"倒睫"，长错方向的睫毛刺激磨损角膜出现流泪。一般来说，宝宝鼻子还没长高，小脸有肉肉的"婴儿肥"，容易出现倒睫，随着孩子慢慢长大长开，大部分宝宝倒睫会好转甚至自愈，只有一些比较严重的倒睫需要手术矫正。

1. 眼泪多有两种可能，一种是分泌的眼泪水太多来不及流走，叫流泪；一种是分泌的眼泪水量正常而引流通道不畅通或者堵塞，叫作溢泪。

2. 宝宝溢泪的常见原因，是鼻泪道不通，多数是新生儿鼻泪道堵塞，早期发现大部分孩子可以通过皮肤部位按摩疏通，小部分不通的孩子会发展成新生儿泪囊炎，需要手术治疗。

3. 白内障术后流泪，可能因为缝线松脱刺激流泪，也可能因为眼药水的药物毒性角膜病变，造成刺激性流泪。这两种情况都需要尽早复查及时治疗。

4. 宝宝还可能因为倒睫毛（通常是下眼睑），刺激角膜产生刺激性流泪，需要找医生检查评估。

宝宝白内障术后复发了怎么办?

杭州的冬天,就一个字,冷,即使阳光明媚,也是两个字,寒冷。在寒冷的冬天,周三早上出门诊,看着一个个捂得严严实实的宝宝在候诊,我其实挺担心的,在室外寒冷室内暖空调的环境,孩子一冷一热容易感冒。

爸爸妈妈带着两岁零一个月大的吴宝宝来到我的诊室,爸爸告诉我说:"宝宝一个月前做了右眼白内障手术,同时放入了人工晶状体,配了眼镜。刚开始宝宝愿意遮盖左眼的,可是最近两周不愿意遮盖了,不知道是不是复发了啊?"

宝爸逻辑很清楚啊,三言两语病史完全清楚了,而且怀疑的原因也有道理。我让他们把原始病历拿来给我看看,了解第一次的手术方式很重要。宝宝的第一次手术是在其他医院做的"白内障超声乳化吸除联合人工晶状体植入术",这个宝宝的手术方式看起来和大人的完全相同。

❥ 白内障的复发,叫作后发性白内障

我给宝宝进行了检查,孩子很乖,自己把下巴放在裂隙灯上,孩子的瞳孔缩放自如,也确实植入了人工晶状体,只是人工晶状体后面是一层灰白色的混浊机化膜(图32),就是这团灰白色的混浊重新遮挡了光线,孩子又看不见了,所以才抗拒遮盖

好眼。我们可以简单地理解为孩子的白内障复发了。有的孩子，白内障术后无晶状体眼，也可能在视轴中央区出现混浊，医学上称作"后发性白内障"（图33）。

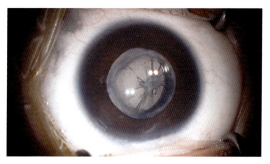

图32　白内障吸除人工晶状体植入术后，中央区机化混浊

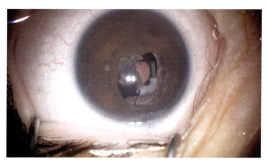

图33　后发性白内障，视轴区混浊，皮质增生伴虹膜后粘连，瞳孔变形

从结构来看，人的晶状体由外面的囊膜包围着里面的皮质和核，皮质和（或）核发生混浊都会形成白内障，外围的囊膜有一层上皮细胞。手术以后，里面的皮质和核都被去除干净了，然而周边残留的晶状体上皮细胞保持持续增生的能力，会产生皮质并且逐渐蔓延到瞳孔区当中影响视轴区混浊。上皮细胞会继续生长移行，伴随炎症反应，会出现后囊膜混浊，叫作后发性

白内障，尤其是小孩，其发生概率接近百分之百。所以，我们必须要进行适当处理才能避免后发性白内障。

给宝宝做手术，我们在前面的晶状体前囊膜上开了一个口，吸除里面的皮质和核，然后再切除中央的后囊膜和前段玻璃体，目的是让继续生长的上皮细胞没有移行攀爬的支架，因而杜绝了后发性白内障的可能性。

那么怎么防止宝宝手术后出现后发性白内障呢？首先，要做一个标准的晶状体切除联合后囊膜切除和前段玻璃体切除，去除后发性白内障的上皮移行支架。

现在，我们的吴宝宝出现了后发性白内障，我们要怎么处理呢？

❧ 后发性白内障的治疗

处理有两种备选的办法。一种是打激光，大人的后发性白内障基本都可以通过打激光一次性解决。不过，孩子就跟大人不同了。首先，小孩子不配合，需要麻醉下进行；其次，打完激光的后囊膜很可能继续留在瞳孔区，遮挡视线，也就是说激光手术很可能不成功。

为什么大人打激光能够一次性成功，而小孩却很有可能不成功呢？

因为大人到一定年纪，大部分人会有玻璃体的液化，混浊的后囊膜后面大部分是水，打下的混浊后囊膜会随着水流漂到别处，收缩成小团，不影响视力。小宝宝就不同了，小宝宝的玻璃体是胶冻状成型的，没有液化，也就是说后囊膜后面是半固体状态的玻璃体，打下的后囊膜基本上会继续留在原地，继续遮挡视线。

激光打不成功的话，还可以选择手术。第二种彻底的解决方法就是做前段玻璃体切除术。

我告诉家长："我们可以试试打激光，优点是可以在滴鼻麻醉下门诊解决，但是很可能不成功。还有一种方法是前段玻璃体切除手术，优点是比较彻底不容易复发，成功率高，缺点是要在全身麻醉下做一个比较大的手术。"

家长权衡了一下，选择了前段玻璃体切除手术。然而宝宝在一热一冷夹击下感冒了。

十多天后，孩子感冒好了，我给孩子安排了右眼前段玻璃体切除手术，术中发现，孩子的后囊膜增厚并且炎症性机化。我们通过两个微创切口给孩子做了前段玻璃体切除术，手术很成功。术后第二天，家长急迫地给孩子好眼贴上眼贴，欣喜地发现孩子愿意遮盖左眼了，说明孩子右眼又恢复了部分视力，可以继续进行弱视训练了。

后发性白内障不仅可能发生于人工晶状体植入术以后，也会发生于几个月的小婴儿先天性白内障术后无晶状体眼。

发生于小婴儿的后发性白内障，一般都需要再做一次前段玻璃体切除术。由于小婴儿不会表达，家长应该遵循医嘱定期到医院复查，以便及时发现问题及时处理，否则又会延误视觉康复进程。记得有一个三岁的小宝贝，追问病史，宝贝几个月大的时候在当地进行双眼白内障手术，术后一个月右眼复发，之后辗转到外地又做了一次右眼前段玻璃体切除术，一个月后又复发了，之后我帮她又做了一次前段玻璃体切除术，终于不再复发，然而就是因为中间这两个多月的折腾，现在宝贝3岁能查视力了，矫正视力右眼只有 0.2，而左眼已经 0.4 了。接下来，我让她遮盖左眼，希望右眼能迎头赶上。

孩子的视轴区机化混浊，影响视觉发育

1 岁半的黎小朋友是两个月前手术的，病历记录是双眼白内障吸除加人工晶状体植入术加前段玻璃体切除术。妈妈告诉我："我们宝宝手术后右眼很好的，但是左眼好像有一点不一样，瞳孔区似乎不如右眼亮。"我说："我看看。"妈妈继续说："然后我试着遮盖宝宝右眼，她好像不会看，我怀疑有问题。"

这位宝妈好细心的。

我做了一下遮盖试验，确实，遮盖右眼时，宝宝的左眼自由乱转不会注视，而遮盖左眼时，右眼注视得比较稳定，说明孩子确实左眼视力比较差。我们给宝宝散瞳仔细查了一下：发现宝宝左眼视轴区人工晶状体前面蒙了一层灰色混浊，而右眼非常清亮。应该就是这层灰色混浊阻挡了视线，也是让妈妈察觉到左眼瞳孔区不如右眼亮的原因。因为宝宝做过前段玻璃体手术，同时后囊膜中央也切掉了，所以，这样的情况，我们叫作视轴区混浊。

不仅人工晶状体前面可能出现视轴区混浊，人工晶状体后面也有可能出现视轴区混浊，都会影响视觉发育，需要再次处理。

为什么做过后囊膜切除和前段玻璃体切除后，还会发生视轴区混浊呢？不是说前段玻璃体切除了之后，就去除了上皮细胞移行的支架，杜绝了后发性白内障的发生了吗？

因为孩子的眼球结构发育不成熟，血管的发育也不成熟，血管受到手术刺激出现血管壁的通透性增加，所以通常孩子手

术后的炎症反应比大人严重,有的孩子甚至可能会出现中央区的炎症渗出形成机化膜,有时候,这层膜又给上皮细胞提供了移行的支架,所以就出现了类似于后发性白内障的视轴区混浊。

那么这样的情况怎么治疗呢?

还是两种可选方案。

一种是打激光。在人工晶状体前后面的机化膜形成的视轴区混浊,比较薄的话,可以尝试打激光,激光打完后这层膜容易卷缩成很小的一团离开瞳孔区(因为做过前段玻璃体切除,膜的后面基本上是水),激光治疗就成功了。比较厚的话,需要激光能量大,有时候可能会损伤人工晶状体,这种情况最好选择进行前段玻璃体切除术。

皮质增生也会遮挡视线

前几天来复查的方宝宝已经术后 6 个月了,妈妈说:"我们宝宝之前一直恢复得很好,戴上小眼镜能够开心地东张西望。最近大概一周的样子,他总拿手去揉眼睛,也不喜欢戴眼镜了。"

我的第一反应是宝宝眼镜度数可能不对了,需要重新配眼镜?宝宝眼睛在生长发育,眼轴在慢慢变长,度数可能会下降。

我仔细检查了一下,发现不是这么回事。小宝宝的双眼皮质增生有如桑葚一般,长在部分瞳孔区,遮挡了大部分视线,双眼都剩下一个半月形的透亮区。原来宝宝只能从半月形的透亮区看出去,皮质增生遮挡,宝宝嫌弃视线不够敞亮,难怪要揉眼睛呢。

想起这位方宝宝手术当时的情况,我们给宝宝做的是双眼晶状体切除联合前段玻璃体切除手术。然而宝宝双眼小瞳孔，只有 3mm，而且固定不能散大，手术相当难做。尽管手术当中想尽办法拉开虹膜创造手术条件，但是前囊膜和后囊膜的切除区还是会比其他正常孩子小。而且，正常能散大瞳孔的孩子，我们通常会给他们做一个前囊膜的抛光，减少皮质增生，这个宝宝瞳孔太小，没法抛光，这也是皮质快速增生的重要原因吧。

因为之前我们给他做了前段玻璃体切除，所以我们就选择激光治疗。我们想办法在滴鼻麻醉下给宝宝双眼打了激光。此时，激光的目的是把这些皮质打散，促进皮质消散和吸收。第二天复查，宝宝瞳孔区非常清亮，激光治疗很成功。妈妈开心地说："效果很好，宝宝不揉眼睛了。"

1. 宝宝术后愿意看五彩缤纷的东西，表示宝宝视力康复良好，如果之后一段时间又不愿意看了，或者常常手揉眼睛，说明可能是视力下降了，大概率是后发性白内障或者视轴区机化混浊，也可能是部分皮质增生遮挡视轴区，需要尽快找医生诊治。

2. 婴幼儿白内障术中如保留后囊膜，极容易出现后发性白内障。所以提倡做"晶状体切除联合后囊切除联合前段玻璃体切除术"。有小部分宝宝，即使已经做了很好的前段玻璃体切除术，之后由于炎症仍然可能出现视轴区混浊，影响视功能发育。

3. 后发性白内障或者视轴区机化混浊或皮质增生部分遮挡视轴，可以选择试行激光切开，如果激光难以切开或者激光切开后仍然遮挡视轴区，就需要再次手术治疗。

宝宝会得青光眼吗?

想起一位 4 岁小姑娘,粗粗一看,双眼球明显震颤,角膜直径比较小。爸爸说,孩子 5 个月大做了白内障手术,一直戴眼镜到现在,这次来看看能不能装人工晶状体。这个小姑娘我没有任何印象,原来第一次手术不是我做的。小姑娘很懂事,主动地把下巴放到裂隙灯上,我发现她两只眼睛角膜透明,瞳孔大小相差很大,右眼大约 5mm,左眼大约 3mm。我以为右眼点了散瞳药水了,爸爸却说没有点过任何眼药水。我摸了一下孩子的眼球硬度,发现右眼很硬,测了眼压居然有 51mmHg。原来孩子患了"继发性青光眼"。因为高眼压引起瞳孔括约肌麻痹,就显得瞳孔很大了。青光眼,是高眼压引起视神经损伤视野缺损的一类疾病。

我问:"小宝贝,眼睛痛不痛?"

小姑娘:"不痛呀。"家长补充:"孩子除了眼睛会抖,其他都挺正常的,也看得见。"

这个小姑娘的右眼青光眼,没有症状,但是应该有比较长的时间了。

➷ 先天性白内障术后的宝宝,可能会得青光眼

先天性白内障术后有一定比例的孩子会发生青光眼,有研究表明,白内障术后 1 年发病率为 3.9% ~ 10%,之后,随着孩

子长大，发病率逐年上升。对于经历白内障手术的儿童来说，青光眼是一种常见的并发症，尤其是慢性开角型青光眼，风险伴随终生，需要长期监测控制眼压。

◢ 为什么先天性白内障术后宝宝，会患青光眼？

孩子白内障术后发生青光眼根本上有两种机制，分为闭角型和开角型两种。

孩子怎么会得闭角型青光眼？那不是中老年人才会患的病吗？

中老年人的闭角型青光眼，是因为晶状体随着年岁增长而逐渐增厚，前房角空间越变越窄，窄到一定程度后就容易诱发前房角关闭，出现青光眼，大部分急性发作，表现出来的是眼痛头痛，甚至恶心呕吐，同时视力急剧下降。

孩子先天性白内障术后的闭角型青光眼和中老年人发病机制是不同的。有一些孩子手术后炎症反应重，可能会在术后早期出现机化膜遮蔽瞳孔，出现瞳孔阻滞，诱发前房角关闭，引起急性闭角型青光眼。针对这种情况，好的手术很重要，术后规范用药控制炎症也很重要，做到这两点，一般就能预防瞳孔阻滞，从而防止这一类型青光眼的发生。还有一种情况，比较少见，术后炎症反应不重，然而轻度慢性炎症逐渐诱发隐匿性周边虹膜前粘连，从而导致前房角关闭房水流出受阻致青光眼发作（图34）。

记得我有一个小患儿叶宝宝，长得比较"迷你"，小小的脸蛋、小小的眼睛、小小的角膜，非常可爱。两个月时做了晶状体切除联合前段玻璃体切除术，手术后早期恢复得非常好，孩子在术后3个月内每次复查，眼睛都是清清亮亮的，眼压也很正

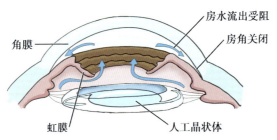

图34 宝宝白内障术后，不论是否植入人工晶状体，
如果慢性炎症诱发周边虹膜前粘连，可能引起
房角关闭，房水流出受阻，继发青光眼

常，于是我们停了所有的药。再过 3 个月，孩子来复查了，妈妈告诉我："之前宝宝'脑炎'住院了二十多天"。哦，可怜的孩子。

我们裂隙灯检查没有发现明显异常，两侧角膜对称，没有水肿，瞳孔也基本等大。然而测个眼压引起了我和家长的不安，右眼眼压居然高达 35mmHg，左眼 12mmHg。这个时候，宝宝的右眼青光眼诊断明确了，原因还不甚明确。我们给孩子开了降眼压眼药水，妈妈非常认真地给孩子点药水，然而，三天下来，眼压丝毫没有下降。我觉得不能等了，我怀疑孩子有房角关闭，因为只有房角关闭才会对降眼压药没有反应啊。

经过和家长商量，我们进行全麻下了前房角镜检查，发现孩子出现了全周虹膜微小前粘连引致前房角关闭。我给孩子做了房角分离后，眼压完全恢复了正常。

回过头来分析，这个小宝宝当初的"脑炎"症状，不适哭闹甚至呕吐，或许真的是脑炎，也或许是青光眼造成的。这个故事提醒我们，在孩子手术以后常规复查时间检查没有问题的情况下，如果宝宝出现说不清楚原因的不适哭闹等现象，要考虑到眼睛的因素。

上述这些情况，瞳孔阻滞或者周边虹膜前粘连引起房角关闭，如果能够及时发现，处理得当，青光眼可以治愈，一般不会留下什么后遗症。

🌱 宝宝怎么会发生开角型青光眼呢?

有一些宝宝在术后早期，因为使用糖皮质激素可能会出现暂时性的眼压升高，叫作激素性青光眼。这种情况处理起来比较简单，只要及时发现及时调整用药眼压就会恢复正常。然而，有些患儿激素使用时间比较长，或者对激素特别敏感，短时间也会引起高眼压，这些情况下假如眼压一直没有监测，听之任之，久而久之会变成慢性青光眼。这是一种特殊类型的开角型青光眼，医学上叫作"激素性青光眼"。

开角型青光眼，是房角开放状态房水流出受阻，一般发病比较缓慢而且通常没有症状，眼压逐渐缓慢升高，若不定期监测眼压，则不容易发现。这个和上文讲的房角关闭引起房水流出受阻不一样，闭角型青光眼，通常眼压急剧升高，宝宝会有明显的眼痛头痛哭闹不安，甚至呕吐等症状。

本文开头说的这个小女孩，我给她仔细检查了前房角和眼底，她的前房角是开放的。虽然她眼球震颤非常厉害，眼底检查很困难，我们还是可以看到她双侧视神经明显不同，右眼相对比较苍白。根据上述检查结果，小女孩患有慢性开角型青光眼，而且已经有好长时间了，出现了视神经的损伤。慢性开角型青光眼，是一种伴随终生并且威胁视功能的长期疾病。由于她视力很差，而且震颤严重，视野检查比较难做。迄今为止，小儿先天性白内障术后发生开角型青光眼的原因还不甚明确，治疗起来也比较棘手。一般先选择用药物控制眼压，然而，药物使用一段时间后，降压效果可能会减弱，需要换用别的药物，也可以考虑手术治疗。我们对于这种慢性开角型青光眼，重点在于监测和早发现。只要能够及时发现，规律用药或手术控制，就能够防止进一步的损害。

有一些先天性白内障患儿是属于比较容易发生青光眼的特殊群体。伴有先天性小角膜，先天性永存性胚胎血管残留，先天性无虹膜，先天性角膜虹膜晶状体发育不良等，这些小孩，更需要引起重视，需要更多的关注和长期的眼压监测。

还有比较少见的是，宝宝先天性青光眼合并先天性白内障。这些孩子真的比较惨，有的出生时即已有青光眼存在，若青光眼没有被及时发现，随着孩子渐渐长大，角膜会在眼压作用下变大，大人可能会觉得孩子眼珠子大大的水灵灵的很漂亮，殊不知这是小儿青光眼的特殊表现。针对这样的情况，需要尽早进行青光眼手术，眼压得到有效控制后再考虑白内障手术。

Tips

1. 先天性白内障宝宝术后有一定的青光眼发生比例，这个比例会随小孩长大而增加，需要医生和家长重视，定期监测眼压是发现青光眼的重要措施。

2. 如果孩子出现烦躁哭闹，或者不同于平日表现的情况，原因不明时，需要眼科和儿科协同诊治。

3. 发生青光眼，家长不必惊慌，可以点眼药水控制，或者手术治疗。

什么叫PHPV？

周一的早晨，阳光明媚，走在路上都感觉暖融融的，大家都说"流浪"多日的太阳公公终于回来了。等在诊室外的小宝宝们仿佛也感受到了这份好心情，都不哭不闹安安静静等着呢。

首先进来的是一位宝妈，抱着2个月的涂宝宝，说："赵医生，我们宝宝右眼白内障，医生说是PHPV，怎么办啊？"

PHPV 是怎么一回事？

宝妈掏出了之前做的B超，我们看到了一条从晶状体到视盘的条索。我再拿手持裂隙灯检查宝宝的眼睛，发现宝宝右眼晶状体混浊，左眼透明。所以，宝宝的诊断是"右眼先天性白内障，右眼PHPV"。

我记得当年刚进入眼科界不久读过一本小说，写的什么差不多忘了，只留下关于主人公晶状体"出血"的描述。当时我非常鄙视作者，觉得他全然不懂瞎写，晶状体都没有血管，何来出血之说？后来才明白过来是我自己浅薄了，当晶状体混浊遭遇PHPV时，是可能出现晶状体出血的。理论上如此，不过迄今为止，在我处理的百余例PHPV宝宝中，还没见到晶状体出血的例子。

看到这里，大家可能有点明白了，PHPV应该和血管有关。

那么，什么叫 PHPV 呢？

　　PHPV 是一组与胚胎血管退化失常相关的异常临床表现。在胚胎形成过程中，原始玻璃体动脉滋养眼睛的前部。通常，胚胎第 3 个月开始，原始玻璃体动脉及其分支开始退化，胚胎 9 个月左右完全退化，少数孩子出生后几天继续退化。但是有些孩子在发育过程中血管退化终止，这些血管部分或完全未退化，导致形成晶状体后表面纤维血管膜，表现为后囊膜出现白色纤维血管样组织，称为永存原始玻璃体增生症，英文叫 PHPV，现在更倾向于叫永存性胚胎血管，英文叫 PFV。

　　由于存在 PFV，容易伴随晶状体的发育异常，表现为先天性白内障，有些可能伴有晶状体半脱位甚至完全脱位（图 35，图 36）。有的孩子 PFV 主要累及眼底，视神经发育异常，黄斑发育异常，这样的情况，无论有没有伴发先天性白内障，将来视功能发育都会比较受限。

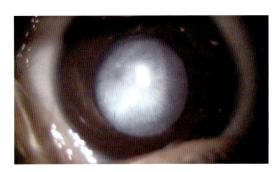

图 35　晶状体混浊，伴后面的纤维血管膜

　　涂宝宝右眼 PFV 伴有先天性白内障，我们给他复查了 B 超，发现视网膜平伏，从晶状体到视盘的条索比较纤细。我们

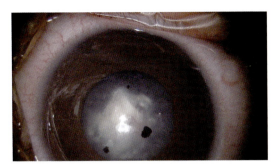

图36　晶状体混浊,伴晶状体内扭曲血管

估计他这个 PFV 主要累及晶状体引起先天性白内障,做晶状体切除联合前段玻璃体切除应该可以解决他的问题了。

在他做完心脏超声和胸片检查没有禁忌证后,我们争取尽早给孩子安排了手术。手术中,在切除前囊膜清除混浊晶状体皮质后,我们发现涂宝宝的后囊上有好几条细小血管,其中有几条是通向虹膜睫状体(位于眼睛的前段),有一条是通向眼底的视神经乳头处。所有的血管集结于后囊膜中央形成一个灰白色斑块。我把这个中央的斑块切除干净,切断并切短通向视神经乳头的胚胎血管,再切除部分前段玻璃体,缝合好切口,手术很顺利地结束了。

涂宝宝手术以后的过程和别的孩子一样,配眼镜,部分时间遮盖左眼,训练右眼视力。因为没有出现睫状体病变和视网膜病变,只要家长认真戴眼镜训练视力,预后还是很值得预期的。

患 PHPV 的孩子视力也可以很好

记得八年前的一天,来了一对宝爸宝妈带着他们四个月大的李宝宝求医。那时我们医院在杭州办了杭州院区,我也因此来到杭州。由于刚到杭州不久，杭城民众一不知道我们医院二不知道我来自何处，而这对夫妇一开口就要我给安排手术，着实让我"受宠若惊"，记忆深刻。

宝爸告诉我说："赵医生，我们其实在其他医院查过了，右眼先天性白内障，想看看你什么时候能安排手术？"

我看了一下，宝宝不仅右眼瞳孔区发白，而且右眼外斜非常明显，还伴有显著的眼球震颤。我们给宝宝散大瞳孔，仔细检查了一下晶状体。发现李宝宝的白内障不仅非常致密，范围也很大，几乎整个晶状体都白色混浊了，光线很难照进眼底。我们给他做了 B 超，没有任何异常提示。所以我们给李宝宝的诊断是"右眼先天性白内障，右眼外斜视，右眼球震颤"。

我问宝爸宝妈："宝宝一生下来就发现了吗？"

宝妈说："是的，孩子小，我们比较担心，想等稍微大一点再做。"

宝爸补充道："最近看看情况不对，眼睛开始斜视了，还开始震颤了，我觉得不能再等了。"

嗯，听起来宝爸比较专业，出现了斜视震颤于是决定要手术了。实际上，我想，如果他们能够早点来手术，可能将来的弱视训练效果会好一些。

我给宝宝做了白内障手术，手术中吸除了部分混浊的皮质后，晶状体呈现出粉红色，露出了庐山真面目，原来宝宝患有 PFV。我们看到后囊膜中央混浊伴随一团扭曲成团的血管纤维膜，这个血管膜向后拖着一条细细的血管通向视神经乳头。然后，我继续使用玻璃体切除的方式切除了这团纤维血管膜，创造了一个 3mm 的中央圆形透明区，并切除了部分前段玻璃体。

之后家长给宝宝戴上 RGP，宝宝视力越来越好，在遮盖左眼的情况下，行动自如，震颤也逐渐减轻。三岁时，我们给孩子植入了人工晶状体，继续进行康复训练，六岁时孩子矫正视力已经到 0.6 了。不过，宝宝在四岁左右出现了开角型青光眼，一直用降眼压药水控制，眼压保持正常。

PFV 可轻可重。轻者，可能只是一条或几条血管残留，不伴有或仅仅伴有少量的纤维血管膜，手术处理起来比较简单，预后和其他先天性白内障没有区别。有的宝宝，可能同时伴随有晶状体的后囊缺损，略微增加手术难度，只要处理得当，预后和其他先天性白内障也不会有太大区别。

这样看起来，大部分 PFV 的孩子，只要没有严重的视神经视网膜病变，可以有很好的预后哦。当然，患 PFV 的宝宝将来发生青光眼的概率比普通宝宝大，还是要一直留意的。

➷ 家长怎么才能发现 PFV？

家长只要发现孩子瞳孔区颜色变得灰白异常，来医院检查就好。因为这事儿太专业，需要医生才能检查发现。有时候，PFV 很隐蔽，手术之前连医生都没有办法查出来，只能在手术台上确认。就比如刚才的李宝宝，手术之前看不出来，B 超也没能发现那条通向视神经乳头的纤细血管，只能在手术台上诊断了。

➷ 有的 PFV 孩子容易发生闭角型青光眼

有的宝宝 PFV 比较重，可能伴有大量的纤维血管膜，就没有上面说的孩子们那么幸运了。在发病过程中，这些纤维血管

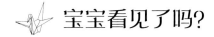

宝宝看见了吗?

周一,天气不错,心情不错。周一的门诊总是忙碌的,一长串的名单里大部分是来自各地的小孩。

刚做完手术的宝宝,视力的康复需要时间

四个月大的陈宝宝,安安静静躺在妈妈怀里睡觉。宝妈一开始就发现他双眼瞳孔区发白了,只是一直身体不太好没有办法接受全麻手术。直到 3 个半月大才手术,目前术后两周了。因为白内障严重,手术又做得迟,宝妈特别担心孩子的视功能发育。记得当时手术之后住院的那几天,宝妈万分着急,一直问:"赵医生,我们宝宝还是不停翻白眼,不会看。"

我们安慰宝妈:"宝宝弱视比较严重,不着急,过些天会看见的。"

宝妈说:"赵医师,帮我们查查宝宝眼睛怎样了。"

我检查了一下,眼睛恢复得不错。我问:"这段时间,你觉得他会不会看?"

宝妈说:"我觉得他好像会看,但是说不清楚,他好像又不会盯着看。"

我问:"你给他看彩色东西吗?"

宝妈:"宝宝还不太会看彩色东西,不过很会追灯光。"

我问:"手术之前会不会追灯光?和现在相比怎样?"

宝妈:"以前也会看灯光,就是对灯光有反应,但是不太追,有时候喜欢翻白眼。现在偶尔翻白眼,戴上眼镜就不翻白眼了,喜欢看灯光。"

经过这样的对话梳理,宝妈已经自己得出结论,宝宝应该能看见了,起码能看到一点了,灯光在他眼里更亮了。

宝宝的视力检查方法

宝宝醒了,我们可以再检查一下宝宝的视力情况。我们给宝宝查 Teller 视力卡,发现连最大的线条都没能吸引他的注意力。不过,他真的对我手里的灯光比较感兴趣,能盯着看。双眼严重震颤,所幸的是没有斜视。下图为一个两岁大的宝宝在查 Teller 视力(图 37)。

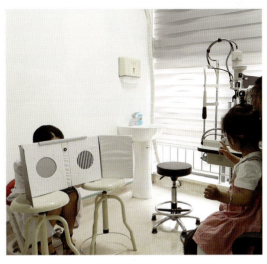

图 37　宝宝在辨认 Teller 视力卡

宝宝不会表达，我们只能从宝宝的行为表现来判断视觉发育。宝宝虽然对彩色物件还没有明显兴趣，但是追光明显改善，能盯着灯光看，戴上眼镜比不戴眼镜表现更好，说明宝宝的双眼经过三个多月的沉睡，在手术后慢慢开始看见了，有了一点视力了。前面我们说过，先天性白内障会引起形觉剥夺性弱视，白内障发生的越早越重，弱视也会越严重。这个陈宝宝，有严重的弱视，视觉发育是需要漫长时间的。

　　实际上，我们也不是仅仅凭宝宝的行为表现来判断视力，我们还可以给宝宝做婴儿专用的电生理检查，这个检查会告诉我们宝宝的视功能大致发育状况（图 38）。

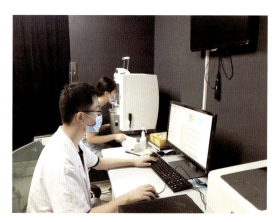

图 38　电生理检查 babyvision

家长录制视频分享宝宝在家的表现

　　两周以后，陈宝宝再次来复查，除了其他的常规检查，我们依然十分关注他的视觉发育。宝妈的报告很有意思："赵医师，我们宝宝能看见了，可以和我眼神交流了。"

真是令人欣慰啊，都可以和妈妈进行眼神交流了，了不起的进步！棒极了！

虽然 Teller 视力卡的测试结果依然不理想，还是不到 0.1，但是宝宝的注视能力明显改善。他的双眼在最初的震颤之后，会缓缓停下来注视灯光，甚至当我拿起红色的小飞侠玩具时，他明显表现出了一点兴奋，他是想告诉大家：他能看见我手里的彩色玩具。我们还给宝宝查了电生理仪器上的一个宝宝专用功能 babyvision，测出宝宝的视力为 0.03（图 39 ）。

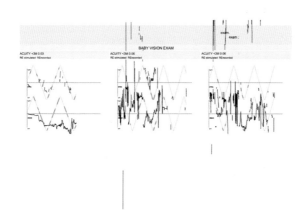

图 39　宝宝 babyvision 检查结果，左侧上下两条曲线呼应，
说明宝宝能看清，头随眼动，视力 0.03

🌙 宝宝手眼协调发展，实力呈现

在术后三个月时，宝宝再次来复查了，这个时候，陈宝宝已经七个月了。宝宝活泼多了，两只眼睛在厚厚的眼镜片后到处看。

宝妈兴奋地告诉我："赵医师，我们宝宝能捡花生绿豆了，我给你看一段视频。"

录视频是我的要求，担心家长表达不清楚，录一段宝宝的生活视频，看看宝宝会什么怎么看东西，对我们的判断常常有帮助。视频里，宝宝一边咿咿呀呀摇头晃脑，一边小手抓着桌上的花生米，捡着小绿豆，开心地咯咯笑着。

在手术后早期，我理解宝妈的担心，我们总是试着给他最好最及时的治疗，希望宝宝早日看见。现在，宝妈的喜悦，我也感同身受。

之后陈宝宝每三个月来一次复查，总是给我们惊喜，从捡绿豆后又学会了捡小米粒。

宝宝看得好，才愿意学走路

当陈宝宝一岁三个月蹒跚学步时，妈妈的喜悦难以言表。当宝宝迈着小脚一边走，一边指着地上的头发丝时，妈妈当即记录下视频拿来和我分享。

陈宝宝的视力在一点点进步，Teller 视力从 0.1，慢慢提高到 0.3。

宝宝学走路，不仅需要有比较好的视力，还需要勇气和爸爸妈妈的鼓励。宝宝戴着两千多度的眼镜，由于这个远视眼镜具有很大的放大率（超过 25% 的放大率），宝宝看不真切，宝宝的世界物像有些畸变，边上的眼镜框也同时影响了视野，而且，宝宝的立体视没能同步发育起来，这些都限制了宝宝的行动能力。

后来，陈宝宝将近两岁了。宝妈跟我反映说，宝宝能爬楼梯了，视频里，我们看到宝宝独自利索从容上楼梯。这会儿，宝宝在我面前调皮地笑着，来抓我手里的笔和检眼镜，冲着我笑。

我问宝妈:"能独自下楼梯吗?"

宝妈回答:"比较胆怯,不敢一人下楼梯,要扶着扶手或者拉着我们慢慢下楼。"

实际上,宝宝因为立体视功能差,上楼梯相对比较容易,下楼梯就比较有挑战性了,宝宝深度感觉欠缺,对下一级地面判断不准,所以总显得比较胆怯,需要扶着扶手才能走。

❯ 眼镜度数降低,宝宝走得更快更稳了

两岁的宝宝,可以考虑植入人工晶状体了。宝妈很积极地响应我的提议,于是,我们很快地给宝宝安排了手术。我重新打开闭锁的周边残余囊袋,把人工晶状体植入到囊袋内,预计给宝宝留下 350 度远视。

手术以后验光,配上薄薄的眼镜,宝宝很兴奋,他应该是知道其中的区别的,鼻子上的重量减轻了,眼睛看得更清楚更轻松了,所以他很高兴吧。

手术后三个月的复查,宝妈说:"我们宝宝现在可好了,啥都能看见,啥都学会了,骑自行车,滑滑梯,上下楼梯,都很溜。"

看见,真好。

Tips

1. 先天性白内障的宝宝由于存在形觉剥夺性弱视,手术以后视力不能马上康复,需要时间学习训练,这个学习的时间,取决于手术前白内障的严重程度,也取决于出生后发生白内障的时间,以及宝宝的个体功能等因素。手术后早期宝宝没有明显

的视力改善表现时，家长不必太过担心，只要眼部检查显示正常，可以耐心等待宝宝的"视力成长"。

2. 手术以后的弱视训练很重要，任何一点视力进步都和配戴恰当的眼镜和弱视训练有关，每一天的训练都在促进宝宝成长。

3. 家长可以试着让宝宝捡拾宝宝感兴趣的小物件，比如绿豆米粒等，当然能吃的小小的东西，或者彩色的，就更有吸引力了。东西越小表示宝宝的视力越好，在检查宝宝视觉能力的同时也是一种视觉和手眼协调的训练。

4. 先天性白内障宝宝的视觉发育障碍阻碍了双眼视功能的发育，一岁以后的宝宝学走路时表现得比较胆小，和正常孩子可能有些区别，尤其是走在坑坑洼洼不平的路上或者下楼梯时。在这段学习过程中需要家长的特别耐心和小心照顾，慢慢地，宝宝会获得一些经验来部分弥补立体视的不足，行动就会越来越"溜"了。

"白瞳症"是白内障吗?

炎热的夏天,东向的诊室,阳光透过厚重的遮光窗帘的缝隙,丝丝缕缕渗透进来,尽管空调很努力吹出冷风,房间似乎还是闷热。想必宝宝们也嫌热,哇哇声此起彼伏。

一位宝妈抱着小娃娃进来,还好,这位小娃娃睡着了,给了我们安静的可以检查眼睛的机会。我站起来,手里拿着手持裂隙灯,一边轻声和宝妈交谈,一边就开始检查眼睛。

宝妈眼泪汪汪地告诉我:"我们娃两个月了,之前去别家医院看过,说是白内障,您再给确诊一下好不好? 医生,是右眼。"

我轻轻扒开宝宝的右眼,透过宝宝的透明角膜,我发现宝宝的瞳孔区确实是有点白色的,可以说是"白瞳症",那么,是不是白内障呢?

我们之前科普过,白内障,是白瞳症的一个重要原因,然而,还有一些其他的原因也可能发生白瞳症。

我看这个小娃娃的右眼瞳孔区发白,瞳孔很小如针尖,而且这些白色组织和棕色的虹膜组织是在一个层面上的,我们试着给他散瞳,瞳孔略微大一点,而且瞳孔区灰色机化膜伴瞳孔边缘白色机化膜(图 40)。

正常情况下,我们黄种人的眼睛看上去是棕褐色的,那是因为棕褐色的虹膜颜色通过透明的角膜透出来。棕色虹膜组织

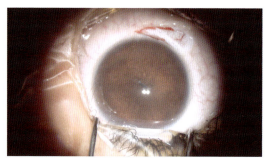

图40 瞳孔区灰色机化膜伴瞳孔边缘白色机化膜

中间的圆形缺损区形成一个圆形的瞳孔,这个瞳孔在不同的光线下可大可小,光线强,瞳孔缩小,光线弱,瞳孔放大,调节着进入眼内的光线,这是正常的瞳孔对光的反应,有如照相机的光圈一般调节着进光量。

这个小娃娃的瞳孔不见了,代之以一层灰白的纤维机化膜,看上去有几分像白内障。

我告诉宝妈:"你们家娃这个病叫'先天性纤维血管瞳孔膜'。是一种先天发育异常。"

那么,这个异常下面还有没有隐藏着先天性白内障呢?

什么叫"先天性纤维血管瞳孔膜"

先天性纤维血管瞳孔膜是永存性胚胎血管的一种,正如之前介绍 PHPV 的部分描述的一样,也是胚胎血管该退化而没有退化掉的一种异常。

根据累及范围以及严重程度,分为四个级别:①纤维膜部分遮挡瞳孔,但是位置比较靠边,不遮挡视线,可以随访观察;②纤维膜部分遮挡瞳孔而且遮挡视线,眼压正常,需要及时手术治疗以防弱视;③纤维膜全部遮挡瞳孔,眼压正常,此时容易出现瞳孔闭锁影响房水循环,应该尽早手术预防青光眼;④纤维膜全部遮挡瞳孔,眼压高,说明瞳孔闭锁影响到房水循环并继发了青光眼,必须抓紧手术。

先天性纤维血管瞳孔膜,偶尔伴有局限性白内障,大部分情况下晶状体是透明的,而且,通常不会伴有视神经和黄斑的异常。所以,只要及时切除纤维血管膜,再造一个瞳孔,解剖结构就基本恢复了。

根据上述检查结果,这个宝宝的纤维血管瞳孔膜应该处于第三个级别,遮挡瞳孔,眼压正常,目前还没有继发青光眼。需要及时手术解除风险。

手术怎么做?

我向宝妈说明了情况,宝妈如释重负,显得很高兴。的确,原本以为是白内障,突然被告知只是一种瞳孔膜,可以手术切除,不需要摘除晶状体不需要戴厚厚的眼镜,不需要二次手术再植入人工晶状体,情况好像是简单多了,值得高兴的。

不过我告诉她,虽然现在诊断是"先天性纤维血管瞳孔膜",但是也不排除存在局限性白内障的可能,另外,孩子两个月大已经有弱视了,术后还需要视觉康复训练。

宝妈说:"赵医生,您赶紧帮我们安排手术好吗?娃都已经弱视了,我们想早点手术。"

然后我说的一句话,让宝妈的眼神又暗淡了一下,真是不忍心说,但是,又不得不说。

"这个病,手术切除后有一定的复发率,有的孩子过几个月或几年又重新长出一点膜,有可能需要再次手术。当然,我会尽我所能,力求切得彻底不复发。"

宝妈和宝爸通过电话,要求抓紧手术。

我们经过全身检查和麻醉师会诊后,给小娃娃安排了手术。我在右眼球上方开了一个小小的隧道切口,并做了一个虹膜周边切口,通过这个切口注射入粘弹剂,小心翼翼地保护着膜下的晶状体,然后找到一个纤维膜的突破口,当我充分剪除了这层纤维血管膜,再造了一个基本圆形的瞳孔后,我们惊喜地看到宝宝有一个完全透明的晶状体,也就是说宝宝没有白内障(图 41)。

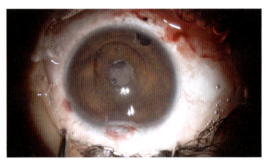

图 41　瞳孔膜切除手术结束时,可见基本圆形的人工瞳孔,晶状体透明

🌿 宝宝要不要戴眼镜? 要不要贴眼贴?

手术后第二天,我们给宝宝验了一个光,发现她双眼的度数基本相当,都有差不多 +5D 的远视(俗话说五百度远视),这么小的宝宝有这样的远视是正常的,不需要配眼镜。我叫宝妈买眼贴遮盖左眼。

宝妈问:"娃都不用配眼镜了,为什么要遮盖左眼呢?"

我："娃的双眼度数相当,都是生理性远视,不用配眼镜。但是,娃有两个月的时间只用左眼看,右眼没有机会看,从现在开始,要遮盖左眼每天 1 小时,强制右眼看,这就是视觉康复训练。娃的弱视时间短,需要训练的时间也短。估计几个月后就不用遮盖了。前面两个月都是右眼全天候被遮挡,接下来花几个月时间左眼每天遮挡一小时,这很公平,不是吗?"

宝妈笑了,理解了,也照着执行了。

宝宝每次复查,宝妈都会开心地告诉我宝宝的进步。

她告诉我:"遮盖左眼时,娃右眼能看见的,会对着我笑,还会伸出小手抓彩色玩具。赵医生,没有复发吧?"

我的检查也告诉我们,孩子没有复发,瞳孔区还是很清亮。娃五个月即术后三个月时,我们用 Teller 选择性注视卡检查了娃的视力,发现右眼略低于左眼,我们调整遮盖的时间到每天 2 小时。希望下一个三个月的复查,宝宝的右眼赶上左眼了,我们甚至可以减少遮盖时间甚至不用继续遮盖。

宝妈转身准备离开我的诊室,突然又想起一个问题:"赵医生,我们娃没有青光眼吧?"

我："放心,一切正常,眼压很好,没有青光眼。"

纤维血管瞳孔膜继发青光眼会怎样?

前几天和学生一起回顾这一类小患儿的情况,真的发现有一例纤维血管瞳孔膜伴继发青光眼的小患者。可能这个孩子很久没来了,我都忘掉了。

病历记录帮助我们回忆起了具体情况。当时,这个女宝宝六个月大,家长诉发现右眼瞳孔区发白一个月,右眼红肿伴哭闹十天。这得是多么粗心的家长,孩子的先天性纤维血管瞳孔膜不会只是在这一个月内长出来,他们怎么之前就不能发现不能早点来看呢?当时的检查记录是患儿右眼角膜较对侧大,角膜水肿,前房消失,瞳孔区白色混浊(图42)。这十天眼睛红肿,患儿哭闹,想必是继发了严重的青光眼,眼压50mmHg左右,摸起来很硬。我们给孩子做了膜切除加瞳孔成形加虹膜周边切除加房角分离加前房成形联合手术,孩子角膜恢复透明,晶状体透明(图43),眼压恢复正常,双眼对称,右眼12mmHg,左眼11mmHg。

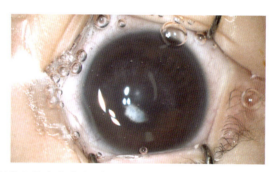

图42　纤维血管瞳孔膜封闭整个瞳孔,引起青光眼,角膜水肿,前房消失

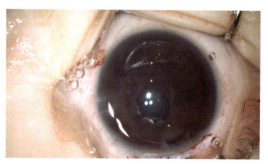

图43　瞳孔膜切除手术结束时,可见基本圆形的人工瞳孔,角膜透亮度改善

我想这个孩子的先天性纤维血管瞳孔膜应该是遮盖了整个瞳孔区，没有缝隙，甚至连房水都没有办法从虹膜后面流到前房（图44）。孩子眼压逐渐升高，角膜都已经较对侧眼大了，想必青光眼应该有很长时间了。直至后面孩子出现眼睛红肿，哭闹不安，才引起家长重视。可能是因为瞳孔太小，孩子出生早期睁眼时间不多，所以家长难以发现，拖了一段时间，造成这么严重的青光眼，并引起了严重的功能损伤，甚是可惜。

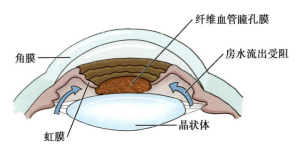

图44　纤维血管瞳孔膜，封闭整个瞳孔，引起虹膜上抬，房角关闭，房水流出受阻，继发闭角型青光眼

　　这个宝宝其实还要进行其他检查的，比如验光，以便我们了解宝宝的双侧屈光状态，决定要不要给右眼配眼镜。而且，有一点可以肯定的是，孩子六个月来右眼没有得到视觉发育，引起了严重的形觉剥夺性弱视，一定需要遮盖左眼进行右眼视觉康复训练。可惜的是，家长发现孩子瞳孔区不白了，眼珠清亮了，而且，孩子不哭闹了，他们就以为已经解决了所有的问题。然而，我们是有术前和术后以及出院宣教的，看来我们做得还不够到位啊。

1. 先天性纤维血管瞳孔膜是一种胚胎血管退化异常的疾病，累及瞳孔区，不同的范围会出现不同的后果。

2. 当纤维血管膜小，家长可能看到瞳孔区有一个小白点，不遮挡视线时，可以随访观察，建议家长发现异常时及早带宝宝就诊，请医生进行专业判断。

3. 当纤维血管膜大，影响遮挡视线时，需要及时看医生，尽早手术处理，以免形觉剥夺性弱视加重，影响视功能发育，手术以后要加强视觉康复训练。

4. 当纤维血管膜遮挡整个瞳孔区时，家长会看到明显的白瞳症，这个时候不要拖，尽早找医生，尽早手术，以免发展成青光眼，贻害终生，遗憾终生。当经过手术治疗重新建立视觉通道，并且青光眼得到控制后，别忘了还要进行视觉康复训练。

5. 先天性纤维血管瞳孔膜有一定的复发概率，为了及时发现问题及时处理，也为了更好的视觉康复训练，家长应该定期带孩子找医生复诊。

第二部分　故事篇

两岁单眼白内障宝宝的视力成长记

　　最近在整理我和孩子们的一些故事，希望这些故事能带给家长一点启迪。

　　回想起七年前的一个故事，故事主角是一位来自青岛的两岁小孩张宝宝。

　　当时父母和姥姥姥爷一家子浩浩荡荡来到我的诊室看病，明确告诉我，孩子患有右眼先天性白内障需要手术，想找我做手术。我惊诧于患者家人的坚决和果断，询问了几句，妈妈说，为了这个孩子没少费心思，去过当地知名医院，去过香港眼科诊所，去过新加坡国立眼科医院，检查的结果非常明确，医师的结论也非常明确，所以就投奔我做手术了。为什么选择我呢？万水千山路远迢迢来找我？他们真的是驾车万水千山而来呀，为了在杭州行动方便，翁婿二人开车两天两夜不辞辛劳，又担心孩子年幼车旅劳顿，母女带着小宝宝坐飞机，来到杭州汇合。妈妈说"看了网上的评价，说你手术做得好，复发少，对小孩很有耐心很有爱心"。再说下去，就让我压力山大了，爸爸说，卖了青岛一套房子，现在已经在医院附近的时代广场租了两套精装公寓，准备在杭州手术和术后检查，等一切都好了后回去。

　　孩子两岁，处于非常顽皮也不配合的年龄段，但是我们之间的合作非常好，要归功于孩子的妈妈。

我首先拿直接检眼镜远距离照了一下张宝宝的双眼，发现他的右眼底红光非常弱，左眼完全正常。宝宝同时患有右眼外斜视，这是由于右眼视力差引起的，好在宝宝没有明显的眼球震颤。

⚲｜宝宝的检查能否配合，家长的态度很重要

　　我看宝宝好像比较乖，可能可以好好配合检查，我想先试试用裂隙灯一看究竟。妈妈让宝宝把下巴放到裂隙灯颏托上，"宝宝把下巴放到这个托架上，妈妈托着宝宝，妈妈数一二三，数到十，阿姨就看好了。"说着，悄悄地递给我孩子喜欢吃的小包装饼干，说："医生阿姨还会给宝宝好吃的东西，宝宝乖乖给医生阿姨检查哦。"于是，张宝宝主动给我检查了，妈妈慢慢开始数"1、2、3、4……"数到 10，检查结束，孩子开开心心地拿到我奖励的小饼干。

　　两三岁的孩子，通过这样的诱哄非常有效，这位宝妈非常有智慧，给我们做了一个很好的示范。之后别的孩子检查，我们通常也是通过这样的方式诱哄完成的，我们给孩子准备了玩具和糖果，当孩子乖乖完成检查之后，我们会奖励他玩一会儿我们的玩具。当然这样的诱哄需要妈妈的配合。

　　张宝宝经过一系列检查，患"右眼先天性白内障，右眼形觉剥夺性弱视，右眼知觉性外斜视"，诊断非常明确。家长和我的目标一致，沟通非常顺畅。我们给他收住院准备手术了。我们给孩子做了"晶状体切除联合前段玻璃体切除联合人工晶状体植入术"，手术非常顺利，宝宝在医院观察了三天就出院了。

⚘ 美好的术后康复过程

术后一周爸爸妈妈带着孩子来复查，宝妈用同样的方式诱导宝宝乖乖配合检查，并且顺利完成验光配上眼镜，还买了眼贴遮盖左眼每天四到五个小时。家长这么用心，相信宝宝的右眼一定能康复好。

手术之后的每一次检查，妈妈和宝宝的互动都像第一次检查一样，非常棒，宝宝非常配合，后来，宝宝也跟着妈妈开始数数。我也每次都非常高效，一定在娘儿俩数到十之前检查好。而且，每一次，年轻的妈妈都帮我准备一份小礼物悄悄塞给我，吃的或玩的，只要宝宝表现好，我就奖励他，于是我和宝宝也建立了非常好的互动。

术后三个月的复查，显示宝宝的眼睛恢复得很好，只要加强弱视训练就好了。之后每次按我们的叮嘱前来复查，孩子的视力逐渐在进步。术后一年的时候，宝宝 3 岁了，宝妈录了一段宝宝遮盖左眼戴着眼镜的跳舞视频，宝宝充满自信，步履稳健，舞姿优美，棒极了！而且，宝宝学会了看视力表，右眼矫正视力 0.2。

家长继续一如既往地认真努力，宝宝大概半年来检查一次。四岁时，宝宝矫正视力已经达到 0.6 了，真是一份令人惊喜的成绩单。在宝宝五岁的时候，再一次踏进我的诊室。小宝宝已经长大了，对我说："赵医生你好，我来看眼睛"。宝妈说："谢谢赵医生了，宝宝右眼视力已经 0.8 了。"而且，我们惊喜地发现，孩子的斜视也有一定程度的好转。这样的结果，无论是家长，还是医生，都倍感欣慰。虽然，过程是漫长艰辛的，这期间,每三个月一次验光,眼镜度数变化了及时更换,持续不变的是每天几个小时的眼贴遮盖左眼。

我问:"还有继续遮盖吗?"宝妈:"有的,每天3~4小时的样子。"

我:"这么多年,不容易的,孩子配合吗?"宝妈:"还好,他都习惯了,到时间他自己都会找眼贴。"哈哈,真是习惯成自然啊。

因为路途遥远,之后大概每年来复查一次,六岁七岁视力都维持在 0.8~1.0。记得七岁前后来复查的那次,宝妈有点担心,因为孩子的右眼有了将近 100 度的近视,左侧好眼没有近视,宝妈开心担心宝宝训练过头容易近视。

当然,弱视训练还是要继续的,视力还会继续提高,辛苦努力的战果也需要继续捍卫夯实,斜视也是需要进一步治疗的。

遮盖仍然需要继续

八岁前后再来复查,视力居然下跌了,350 度的近视,矫正视力只有 0.4。

我有点奇怪,问宝妈:"之前视力节节提高,怎么长大了反而视力又下来了呢?最近没遮盖了?"

宝妈表示:"因为之前孩子视力恢复得很好了,然后担心遮盖训练容易引起近视,所以这一年就没遮盖了。"

这可真是让人遗憾,好好的视力又掉下来了,太可惜。好在之前已经发育出几乎正常的视力了,我建议:"接下来还是遮盖吧,每天 2 小时左右,应该视力就能慢慢恢复的。就这样听之任之岂不是太可惜了?担心近视,我们可以控制用眼距离,多一些户外活动啊。"

家长接受我的意见，每天放学在家做作业玩儿时候遮盖左眼两小时。又一年过去，九岁了，孩子个儿长高了不少，视力回到 0.8，近视 400 度。这一年来视力长回来了，近视只长了50 度。

　　挺好的结果。

　　遮盖好眼，要遮到什么时候呢？

　　身边已经好几个宝宝，视力长到正常了，就自作主张不再遮盖了，一不留神视力又跌回到从前。这非常可惜的。那么，要遮盖到何时才能结束呢？这个时间因人而异，目前应该没有定论，最起码要视力稳定数个月甚至更久。不遮盖之后还要继续监测视力，一旦有下跌的迹象，要重新开始遮盖。所幸，这个阶段，孩子都比较懂事了，睡觉时间也相对比较短了，可以放学回家做作业时遮盖，也还方便。

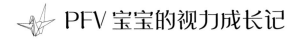

PFV 宝宝的视力成长记

在"什么叫 PHPV"一文中，我们提过的一个 PHPV 伴有先天性白内障的李宝宝，我们谈到他的视觉发育到 0.6，不错的结果了，如果坚持继续训练，其实是可能达到正常视力的。那么，这个李宝宝是怎样实现视力成长的呢？

❧ 适时手术很重要

我曾经追问宝妈宝宝出生后的情况，妈妈对宝宝的最初记忆，永远是清晰深刻的，宝妈说："我们宝宝生下来就有右眼瞳孔区发白的，不过范围不是很大，灰白在中央区小米粒一样大，边上好像是黑的"。

这说明宝宝在出生后早期患的是部分性白内障，白内障边缘还有模糊的透光区弱弱地刺激着孩子的视觉发育。之后加重，发现斜视和震颤，宝爸宝妈就当机立断地要求手术了。这个时候，宝宝白内障加重，弱视也加重，好在宝宝身体发育良好，也没有出现感冒发烧拉肚子，可以及时安排手术。所以说，李宝宝虽然四个月手术迟了点，应该还没有错过视功能发育时间，及时手术打开视觉通道，为将来的视觉发育打下了良好的基础。当然，有的宝宝生下来就有完全性白内障，四个月做手术就显得太迟了，错过了最好的时间，我们前文说过，双眼患儿最好在 8～10 周之前完成手术，单眼患儿在 6～8 周前完成手术。

宝爸宝妈积极配合治疗很关键

我们说，对于小儿白内障的治疗，手术只是万里长征第一步，之后的视觉康复训练至关重要。视觉康复训练，首先需要给宝宝的术后无晶状体眼状态一个正确的眼镜矫正。这对家长非常尽心尽责，学习了很多专业知识，对宝宝的视觉康复非常用心。

记得我和宝爸之间有一场对话，宝爸的"专业"给我留下很深刻的印象。

宝爸问："赵医生，我们宝宝配了框架眼镜了，我觉得框架眼镜可能不是很合适，隐形眼镜是不是更好？"

我："是的。不过我问了视光学专科，目前还没有这么高度数的隐形眼镜呢，框架眼镜确实是退而求其次的选择。"

宝爸："隐形眼镜除了放大率低一些，孩子看东西更逼真一些，还有什么好处吗？"

我："问得真专业。隐形眼镜放大率比框架眼镜低，视野上没有遮挡。另外，你们家宝宝左眼正常的，右眼戴隐形眼镜的话，两眼的物像大小相对接近一些，脑子容易适应，孩子容易接受，视觉训练效果也会更好。你知道，单眼白内障，很多孩子不肯配合训练，视力恢复比较差。"

宝爸："你觉得角膜感染的风险大吗？"

我："戴隐形眼镜角膜感染的风险当然是有的。不过，只要你根据操作规范来，还是可以很好地规避风险的。"

我："隐形眼镜中 RGP 的透氧性最高，风险相对小。不过，就是比软性隐形眼镜容易掉，花钱事小，掉了 RGP 你们不知道的话，再遮盖上好眼，宝宝就看不清了。这点要特别留意。"

说真的，我们后来还遇到过宝宝把掉下的隐形眼镜拿在手里把玩然后塞嘴里吃掉了，当然那一片小小的隐形眼镜吃进去也"掀不起什么风浪"，它会随着宝宝拉粑粑排出去的。吃进去还好，万一要是吸入呼吸道事儿就大了，提醒家长或照顾宝宝的保姆要特别留心，所幸目前还没有发生过这样的事儿。

宝爸表示明白了，在宝宝拆了角膜缝线后很快就配上了 RGP。再配以一定时间的左眼遮盖，强制使用右眼，宝宝的右眼视力成长很喜人，每一次的回访，宝妈都带给我喜悦。

⚘ 再说说遮盖之重要性

在前面"如何给宝宝做视觉康复训练？"一文，我们谈到了遮盖好眼治疗患眼弱视。宝爸宝妈非常理解遮盖的必要性和重要性，所以，不需要我反复强调，他们只是了解了每个阶段需要每日遮盖的时间，就回家很好地执行了。宝宝视力越来越好，在遮盖左眼的情况下，行动自如，震颤也逐渐减轻。

人生的际遇很奇妙。李宝宝不幸从出生就患上 PFV 和先天性白内障，不过他也很幸运有一对爱他并悉心照料他的父母，同时还很幸运父母有足够的经济能力和受教育背景。在爸爸妈妈的倾情付出下，宝宝茁壮成长了，每次回来复查，都展现了他活泼调皮的模样。

⚘ 李宝宝的二期人工晶状体植入

两岁前后，我们讨论了二期植入人工晶状体的问题。一般来说，单眼先天性白内障的孩子，尤其是一直没有好好配戴隐形眼镜的孩子，我们会建议早点植入人工晶状体，以尽早结束双眼的过分不平衡状态，促进患眼的视功能发育。事实上，我们有不少孩子就是在一岁半前后进行了二期手术，植入了人工晶状体，术后继续配戴 RGP，孩子的视觉发育也很喜人。

宝爸宝妈是这么说的："我们宝宝现在非常适应戴 RGP，感觉宝宝视觉发育也很不错，遮盖右眼时，宝宝的行动能力和平常没什么区别，可不可以晚点植入人工晶状体？"

我："我是根据一般规律建议的，具体到你们家孩子，植入人工晶状体的好处是远视度数大大降低，可能可以不用戴隐形眼镜了，可以考虑直接戴框架眼镜，也方便孩子的视功能训练。当然，屈光度数预测会比较困难。"

宝爸："对对对，我们就是担心孩子的屈光预测困难，担心预测不准将来出现高度近视，还有双眼的屈光参差"。

哇，屈光参差都懂，了不得的家长。话说回来，这确实是相当矛盾的地方。从视觉发育的角度来看，需要早点给孩子植入人工晶状体，大大降低远视度数，促进视功能发育；从预测准确性的角度来说，孩子的眼睛一直处于发育状态，就如孩子们个子高矮各不同，眼睛也有个性化的眼球发育规律，这给我们的人工晶状体的度数选择造成了很大的困难，我们只能根据一般规律去选择，到具体的每个孩子，可能会出现比较大的偏差。

一番交流后，家长倾向于稍微晚点植入人工晶状体。同时，宝爸宝妈在家里安置了视力表，常常让孩子边玩边学习认视力表的小动物。

宝宝三岁了，在家测的视力差不多 0.3 了，宝爸宝妈认为要考虑植入人工晶状体了。我们经过详细的检查，测算了人工晶状体的度数，排除了一切禁忌证，顺利给孩子植入了人工晶状体。然后配上框架眼镜，继续进行康复训练。之后宝宝每六个月复查一次，每一次的复查，宝爸宝妈都会带来宝宝的喜人成绩。

宝宝在四岁前后的一次复查时，眼压测量提示我们，宝宝可能出现了右眼的开角型青光眼。好在宝宝四岁了，很懂事，对各种检查都展现出很好的好奇心和配合度。家长也很淡定，因为这是可以预见的可能发生的情况。之后几个月的时间，经过反复检查反复验证，从疑似青光眼到确认青光眼。我们给孩子开了一种降眼压眼药水，一天一滴，眼压恢复正常，这几年孩子一直用这种降眼压药水控制，眼压一直保持正常，视神经也一直保持正常。

宝宝在六岁时，主动给我复查，眼内情况很好，人工晶状体位置居中，视轴区透明，眼底清晰可见，视神经正常，眼压正常。矫正视力达到 0.6。家长担心视觉康复训练可能加重青光眼的进展，并且，0.6 的视力已经超乎他们的期望值了，所以，他们就决定减少训练了，主动减少了每日遮盖时间。

现在的李宝宝，八岁了，戴镜视力 0.6，属于轻度弱视。宝宝还有间歇性外斜视，也就是他在注意力集中的情况下可以控制眼位到正位，注意力不集中时右眼就会飘出去了，斜视可以等将来手术矫正。宝宝还有轻度右眼球震颤，不过这个震颤只有遮盖左眼时才出现，在宝宝双眼看的情况下基本没有震颤，所以情况还不错，不需要特别治疗。宝宝还有青光眼，眼压在一支眼药水每天一滴的控制下正常，我们只需要定期监测就好。

通过这个小病人的故事,我们了解到,及时就医,适时手术,正确配戴矫正镜,单眼患儿根据需要遮盖好眼,适时二期植入人工晶状体后继续矫正和训练,即使是 PFV 伴有先天性白内障的孩子也能取得好的视功能。另外,远期的青光眼是一个需要铭记于心定期监测的可能并发症,不过通常可以用药物控制。

Peter 异常宝宝的复明故事

　　周一早上出门诊，看到预约名单中有一个熟悉的名字，吴宝宝，小女孩，我有些期待，期待在众多的患者中早点看到她。

　　还清楚记得当时吴宝妈抱着 11 个月的吴宝宝来看诊时的无助又期待的眼神。宝宝清醒着，茫然睁着双眼，震颤着，双眼的角膜有些发白，想要细看时宝宝挣扎着不肯了。待到给她滴鼻麻醉后，我仔仔细细地进行了检查。宝宝双眼角膜中央有 3mm 左右的白斑，同时虹膜和晶状体长在这个白斑后半部分，粘连纠缠在一起。

　　我完全理解宝妈的眼神和心情，孩子已经 11 个月了，如果再不能手术治疗，孩子长大后将来该怎么办？然而，这样复杂的情况，想必他们已经碰壁多次了，所以路远迢迢机车劳顿地来寻求一线希望。

什么叫"Peter 异常?"

　　孩子的诊断是"双眼 Peter 异常，双眼先天性白内障，双眼弱视，双眼球震颤"。

　　这个病是 1906 年一位名叫 Peter 的前辈发现且命名的。是一种累及角膜、虹膜和晶状体整个眼前段结构的罕见的先天性发育异常，由于病情复杂，偷去了很多孩子的视力，让很多这样的孩子一生处于盲目的境地。有的患儿运气比较好，只有角膜部分混浊，不累及晶状体，没有白内障。有的患者病情非常严重，整个眼前段长成一个完全粘连在一起的结构，任再高明的医生也回天乏术。

⤵ 高难度的手术

具体到吴宝宝这个小女娃，她的情况是严重的，因为她有角膜、虹膜和晶状体整个眼前段所有结构的异常，然而，在严重的病情下，我觉得她又是相对幸运的，虽然纵深方面累及得比较深，然而角膜病灶只有 3mm 左右，应该可以通过手术治疗白内障，在手术进行粘连的完全分离后，日后角膜或许还能恢复部分透明。

我把我的想法和手术方案设计告诉吴宝妈，宝妈双眼灼灼闪着希望之光，频频点头说："赵医生，我们要手术，请尽早给我们安排吧，求你了。"

我说："手术难度大，不一定能成功啊，也许做完手术角膜还是没能恢复一点点透明度，这个病灶在中央，接下来还有可能要做角膜移植手术的。"

宝妈："那我们医院有做角膜移植手术吗？"

我："有的，如果走到那步，我们医院是可以做角膜移植手术的，但是要等一段时间，毕竟人的角膜来源不易，等捐献要时间。"

宝妈："我懂，我懂。赵医生，说实话，我去过很多医院，医生们告诉我可以试试角膜移植，告诉我成功率很低。那我们宝宝什么时候能安排白内障手术呢？"

我："你和家人再商量商量，决定好，我争取早点给你们安排。"

宝妈："赵医生，不用商量了，我一会儿给孩子爸爸打个电话就好，你早点给我安排吧，谢谢啊。"

我："……"

我看了一下预约手术名单，助手告诉我有一个宝宝感冒了，手术延后了。我犹豫了一下，告诉宝妈："行，今天住院吧，抓紧准备，争取明天手术。"

手术是相当困难且复杂的，既要分离开粘连纠缠在一起的组织结构，又要保护好正常的组织。我刀剪并用，小心谨慎地分离开角膜和虹膜的粘连，随后发现晶状体和角膜的粘连难以分开，而且虹膜和晶状体又整个纠缠在一起，而且角膜白斑的存在阻挡了能见度，更进一步加大分离的难度。总是觉得显微镜不够"给力"，使上"十八般武艺"，我终于分离开粘连，利用玻璃体切割头切除了白内障和前段玻璃体。手术结束时，麻醉科陈医生一句话点燃了我们的喜悦之情，疲劳顿消。她说："赵老师，这个眼睛，完全不可同日而语啊，现在看上去和其他先白宝宝没有很大差别了。"我和助手会心一笑，辛苦没有白费，的确，手术结束时，角膜白斑都显得透明了些许，希望她接下来能更透明，恢复比较好的视力吧。

然而，还是有些遗憾的，宝宝的白内障长得跟别人不一样，可能由于囊膜缺损的关系，囊袋非常小而且皱巴巴的，晶状体内容物很少，固定晶状体的悬韧带拉得很长力量微弱，将来没有办法植入人工晶状体于囊袋内或者睫状沟，只能等孩子大一些悬吊缝合植入了。

燃起希望

我把手术情况告诉家长，宝妈审视完孩子的眼睛，带着喜悦的眼神，跟我说："赵医生，谢谢你，真好，人工晶状体将来再说吧。"

隔了几天安排了第二只眼睛。有了第一眼的经验，第二眼就容易一些了，基因这个东西真是神奇，长得好与坏，双侧总是差不多对称的，吴宝宝的左右眼表现非常相近呢。

过了几天，我们给吴宝宝配上眼镜，带着我们对她的祝福和希冀，出院了。

之后的一周、一个月、三个月的复查，每一次都让我们惊喜，我们发现宝宝的双眼注视能力在不断改善，震颤显著减轻，宝宝显然视觉发育得不错，而且角膜白斑也变得越来越淡。

一晃两年过去了。

等到轮到吴宝宝看诊时，在我面前的是一位戴着厚厚眼镜的眼神明亮的小姑娘，她还跟我说："赵奶奶你好，我来看眼睛。"我在裂隙灯下仔细查看了她的双眼，角膜的中央混浊区非常淡，仔细寻找方依稀可辨，我做的人造瞳孔很圆正，瞳孔区透亮，眼底检查正常，眼压也正常。如此种种，预示着孩子的美好未来。

真是棒极了。

更严重的 Peter 异常

行文至此，想起另一个孩子。来自本省，三岁的小男孩，叫陈男孩吧。

妈妈领着孩子来时心情很焦虑,说当地看了几次都说没办法治,这次想来试试运气。

陈男孩的右眼外斜了,中央角膜大约 4mm 的白斑,其他的就和前面的余宝宝很接近了,也是角膜、虹膜和晶状体粘连缠结在一起。所以陈男孩的右眼诊断和余宝宝的诊断是一样的,外加一个"右眼外斜视"。幸运的是,陈男孩的左眼完全正常。

我和陈妈妈的沟通很顺畅,一方面我这次信心更足,另一方面她求医也很心切。然而还是有一些特殊之处需要进一步沟通。

我说:"由于孩子角膜白斑比较大,将来可能需要角膜移植。"

陈妈妈:"我明白的,我们医院有做吗?"

我说:"有的。但是有排斥反应手术失败需要再次移植的可能。"

宝妈:"我明白的。"

经过多家医院就诊,这一点是好的,患者家属已经接受了很多医学知识了,另一个侧面说明了我们的医生很负责任,解释沟通很到位。

我说:"孩子已经三岁了,已经有了严重弱视,即使普通的单眼先天性白内障,术后如不好好训练,预后也很差。因为孩子左眼正常,术后训练会非常麻烦,需要每天遮盖健康的左眼 6~7 小时,强制右眼看,对于这么大的孩子来说很难坚持。"

陈妈妈:"赵医生,我们孩子很懂事的,我们努力试试。"

我指着墙上的眼睛结构图给她讲解:"还有一个问题,孩子的病灶范围比较大,经过这么长时间,可能有部分前房角粘连破坏,无论手术与否,将来青光眼的可能性比较大。"

陈妈妈："青光眼是什么病？可能性大吗？"

我说："孩子目前眼压正常，手术以后可能眼压升高超过正常范围，高眼压会损坏视神经影响视功能，就是青光眼，如不好好控制甚至可能完全失明。你们家孩子的青光眼可能性比单纯先天性白内障孩子的可能性要大。"

陈妈妈："反正现在也是失明，就赌一把吧，青光眼能治吗？"

我："能用药物控制，不过有的病例药物效果不好。小孩子青光眼手术的成功率也比较低。"

陈妈妈经过和家人商量，还是决定手术。

手术非常顺利，也跟余宝宝一样，晶状体皱缩悬韧带拉长，将来只能悬吊缝线植入人工晶状体。术后配了眼镜，买了眼贴遮盖左眼，开启了漫长的弱视训练之旅。

单眼发病的复杂情况，视力恢复更慢，更需耐心

术后一周复查时，妈妈更加焦虑了，说："孩子配合遮盖的，但是看不见，要我牵着走路。"

我检查了一切正常，我让她耐心等待成长。

一个月过去了，陈妈妈再次带着孩子来复查，依然焦虑："赵医生，还是看不见。"

妈妈说："我们是很积极遮盖的，但是我很绝望，我觉得孩子遮盖没用，他遮盖了左眼连路都不能走，他很抗拒，怎么办？"

我："还是一样吗？都要牵着走？遮盖时候不能单独行动？"

陈妈妈："有一点点好转吧，有时候不牵也能走。"

我解释这样的情况正常的，毕竟三岁了，而且角膜中央还有些混浊。让他们继续训练。

三个月过去，这次不一样了。陈妈妈面露喜悦，眼含泪花，激动地告诉我："赵医生，我们孩子看见了！前一阵有一天，我领着他出去，他挣脱我的手，指着西边说，'妈妈，太阳要落山了，红的'我太高兴了！"

我也很高兴。

而且，这一次，我发现孩子的角膜混浊程度很轻了，眼压正常，拍了个眼底照，清晰度很高。

一个非常励志的故事啊，如果其他家长也能这么积极坚定就好了。

兵来将挡，水来土掩，青光眼要好好控制眼压

又过了三个月，陈妈妈高高兴兴地带着孩子来，我检查了一下，发现孩子角膜有一点水肿，摸了一下眼压偏高，测量结果是 30mmHg。不幸而言中了，孩子出现了"继发性青光眼"，这个病在单纯先天性白内障术后有一定的发病率，但是在这样的多种异常纠结在一起的情况下可能性更大。

给孩子加了降眼压药水，几次复查显示眼压控制良好，视力在缓慢进步。

写到这里，想起来这孩子有几个月没来了，希望他一切都好吧。

一对早产双胞胎的故事

时光荏苒,乍暖还寒。门诊来了一对年轻夫妇,怀里各抱一个宝宝。

我问:"双胞胎呀,多大了? 怎么了?"

宝爸:"嗯,龙凤胎,赵医生,我们宝宝白内障了,您给看看。七个月大了。"

两个宝宝醒着,双眼睁开,漫无目的,角膜很小。我用笔珠灯泡照了一下,宝宝注意到光了,对着光瞳孔还缩了一下,能跟着灯光转。我注意到宝宝双眼瞳孔区发白,眼球震颤,内斜视,两个宝宝一个样。

我问:"你们什么时候发现异常的? 什么时候看过呢?"

宝妈报出一连串的病史:"赵医生,我们早产。保暖箱养了二十多天,查过眼底,正常的。就这段时间,白了。"

我:"几周早产? 出生几斤重? 眼底照片有吗?"

宝妈说:"因为怀了双胞胎,特别小心,就是害怕早产,后来还真就早产了,才 32 周呢。都不到 4 斤,姐姐稍微重一点。"打开手机,找到照片给我看,说:"医生,照片在这里,那会儿医生说眼睛没问题。"我看了一下,照片能见度很好,说明当时没有白内障或者即便有也很轻微,眼底确实也正常的。我:"眼底什么时候照的?"宝妈:"一个月大。"

那么，可以确定，宝宝一个大月的时候是基本正常的。

我："发现瞳孔区白有多久？"

宝妈："可能 3 个月吧，开始好像有点灰，没重视，以为以前查过正常就没事了。这半个月明显白了。"

宝爸："医生，我们宝宝白内障是不是因为早产呀？"

我们给这对宝宝点了散瞳眼药水，让他们先去做 B 超等检查，等瞳孔散大我再详细检查。

⤷ 早产儿是不是特别容易患白内障呢？

应该说，目前并没有证据证明早产儿比足月儿更容易发生先天性白内障。然而有些出生月龄特别小体重特别轻的早产儿，由于需要吸氧等治疗，可能会出现早产儿视网膜病变，早产儿视网膜病变治疗过程中可能会出现白内障，具体原因还不清楚。这对双胞胎宝宝虽然早产了，在保暖箱里吸了二十多天的氧气，幸运的是，经过眼底检查确定眼底是好的。

有不少足月儿也可能在出生几个月后发现白内障，这点和早产儿并没有很大区别。

宝宝检查回来了，B 超没有特殊发现，结合之前的眼底照片，说明两宝宝眼底没有问题。散大瞳孔之后显露出来的是完全性白内障，现在需要做的是白内障手术和术后的康复治疗。

宝宝 7 个月大，眼球小、角膜小，所以我们决定先给宝宝切除白内障，暂时不植入人工晶状体。

手术非常顺利，之后配上了一副厚厚的小眼镜，宝宝眼睛也开始有神了。宝爸宝妈很担心宝宝将来的视觉发育，问我："赵医生，我们宝宝早产的，以后视力能不能好呀？"

估计是因为觉得我这里小孩多，怕我忘掉，家长反复提醒我他们的宝宝是早产宝宝。

﹥ 早产儿白内障的视力预后怎样？

我理解家长的担忧，毕竟两个孩子都有双眼先天性白内障，未来如何真的令人发愁。

回想一下，我诊治的不少早产儿孩子现在长大了，视力恢复都不错的。

记得有一位姓白的小宝贝，33 周早产，生下来就注意到有"白瞳症"，但是体弱多病，需要多方治疗，等到情况稳定，能接受全麻手术时，宝宝已经 3 个月大了。首次找我看诊时，宝宝两个月大，双眼全白内障，眼球轻度震颤，好在还没有出现斜视。三个月时我们给孩子做了第一次手术去掉了白内障，之后戴隐形眼镜矫正。宝宝的视觉发育状况良好，每一次家长都说孩子很灵活，行动能力和别的孩子没有差别。2 岁时我们再给他双眼植入了人工晶状体，再配上眼镜。

如今宝宝三岁了，不久前的一次检查，会看视力表了，戴上眼镜能看到 0.3 了，相当不错的视力，离正常宝宝差不太远了（三岁正常孩子可能有 0.5 左右的视力）。宝宝毕竟还小，继续努力，一定会更好，说不定能有正常视力呢。

查阅文献，文献报道也证明早产儿和足月儿视觉发育不会有明显差异。

当然，如果早产儿伴有眼部其他发育异常，就是说，除了白内障，还有其他眼部疾病，情况就比较复杂，视力预后也取决于其他疾病的严重程度。

这对宝宝,除了白内障,还有眼球震颤,内斜视,说明虽然一个月的时候没有白内障,之后可能很快就出现了白内障,并迅速加重,所以,宝宝已经有震颤和斜视了,这些当然会影响视觉发育。然而,问题需要一个一个解决,现在能做的是好好戴眼镜。

　　所以,我鼓励这对宝宝家长,回去好好给孩子戴眼镜,让宝宝多看看五颜六色的东西,将来会有好视力的。果然三个月后回来复诊,宝爸宝妈眉头舒展,开心地告诉我,"我们觉得宝宝看得挺好的,还抓我手机看,看得可认真了。"

　　我也高兴,不过,宝宝这么小,手机可不是好玩具,还是不要看的好。还是给宝宝玩玩具吧。

后发障宝宝的视力康复故事

今天门诊，真的是热火朝天，出门一大早就是 39℃高温，这两天微信朋友圈里流传着一张图片"三个黑人举牌邀请，来我们非洲避暑吧"。顶着骄阳来到医院，看到挂号处好多熟悉的脸孔，大多是手术后来复查的孩子父母。室内空调打到 16℃依然汗湿衣衫，空调看起来功率不够啊，更加火热的是，门诊列表中居然排着二十几个孩子等着看诊。这些孩子小的一两个月，大的六七岁，我和家长们聊了几句，为了孩子，有的从他们的老家"火炉"来到杭州"火炉"，有的从相对凉快的老家来到杭州"火炉"，着实不容易，也让我深深地被感动，更加增添了一份使命感和责任感。说说今天的特殊故事吧。

❧ 后发障影响孩子视觉发育

其中一个小男孩，6 岁，妈妈喊她小弟弟。妈妈说三个月前来找您看过，今天再来复查。我看了一下电脑里的历史记录，三个月前的诊断是：左眼人工晶状体眼，左眼先天性白内障术后，左眼弱视，左眼外斜视。孩子视力一栏显示不配合，今天依然没有查视力。我给他检查时小弟弟倒是非常配合的，把下巴搁到裂隙灯上，睁大眼睛等我检查。这个孩子右眼完全正常，左眼做过先天性白内障手术，然而现在的问题是又出现了后发性白内障。

我问孩子妈妈："手术在哪里做的？多久以前做的？"

妈妈的回答让我吃了一惊："一年前国外做的（具体国家，请原谅我隐去了）。"

我："你们平常住那边啊？"

"专程去做手术的。"

我边上的学生也很好奇："为什么要去那边做呀？""那边有特别有名的医生吗？"

孩子妈妈回答："群里家长介绍的，说是'英国皇家医院'在那边开的医院，水平高"。

我心中了然，谁家家长不想给孩子最好的照顾呢？尤其是孩子患了先天性白内障，家长更会多一分愧疚和责任，只想给孩子最好的治疗！

翻阅之前的历史记录，小弟弟曾经在 4 年前来我这里看过，当时我的诊断是"左眼先天性白内障，左眼弱视"建议手术，然而，他们却在耽搁几年之后跑去国外做了手术，可见孩子父母并没有那么信任我呀。

应该说这个孩子的手术在当时来说是成功的，只是现在复发需要处理了。

我说："孩子的白内障复发了，也就是说长后发性白内障了，你有带之前的手术病历吗？"

孩子妈妈显然没有想到这一层，这回轮到她吃惊了。

那么，为什么一个成功的手术后来又会复发，听起来又不成功了呢？因为孩子的白内障手术以后，周边残留的晶状体上皮细胞保持持续增生的能力，会产生皮质并且逐渐蔓延到瞳孔区当中影响视轴区混浊。这样的混浊叫后发性白内障，影响视力（详见前文，宝宝白内障复发了怎么办）。老年人白内障术后有比较低的后发性白内障发生率，年纪越轻，发生率越高，小孩子的发生率几乎是 100% 的。所以，我在前文也介绍了小孩子和大人的手术方法是完全不同的。

那么发生了后发性白内障要怎么处理？是不是要再做手术呢？因为影响视觉发育了，处理是必须要的，在大人，可以通过门诊打激光解决，坐在激光机前面，像平常裂隙灯检查一样把下巴搁在头架上，几分钟就打好了。然而，小孩就不是那么简单的了，首先，小孩不配合，有些孩子，你哄的时候他（她）答应得很好，但就是不让你碰，你说是不是急死人？那么，把他（她）麻醉了再做？五六岁孩子，浅麻没用，深度麻醉得躺下来打激光，而大部分激光机器都需要坐位做的，真心不容易。然而这些都不是重点，这些困难都是可以通过医学方法努力克服的！重点是，小孩的白内障，如果和大人一样手术中保留完整后囊膜或者只撕除小范围后囊膜不做玻璃体切除，就算打完激光，那层混浊的膜不会离开中央区，还是遮挡在正中央，激光就会白打了！当然，一部分孩子，打下的那片混浊慢慢地会离开中央区，然而情况好转没多久，混浊物质又悄悄地长回到中央区了，你说气人不气人！（详见前文，宝宝白内障复发了怎么办。）

对这个小弟弟，我的建议是可以先试试打激光，但是，不一定成功，如果试了不成功，再决定做前段玻璃体切除手术，或者一步到位直接做前段玻璃体切除术。

孩子妈妈相当郁闷，都到国外做了手术，还能复发？把我们这边的检查资料发给手术医师看看再决定？但是看到我们给拍的混浊区照片，眼底的朦胧照片，以及后发性白内障引起的散射指数的测量，看图说话，她已经完全理解了，她需要的是时间去斟酌考虑。

无巧不成书，又来一位六岁男孩，是爸爸带着来就诊的。爸爸告诉我，孩子是在1年前国内一家医院做的右眼先天性白内障手术，然而视力恢复不太理想。

孩子爸爸说："手术后一年了，视力一直不进步，真是着急。"

❊❘ 影响孩子视力的不仅有后发障，还有人工晶状体下移

这个孩子显然比前面的同龄孩子懂事，所有的检查都很配合，右眼视力0.25，验光配镜能提升至0.3，左眼0.8。我给孩子做了检查，孩子的左眼完全正常，右眼人工晶状体位置不甚理想，有点下移像太阳落山的样子（我们有一个术语叫日落综合征）。这个孩子瞳孔后有一片云雾样的混浊遮挡了下半瞳孔。我分析，人工晶状体下移和瞳孔区的云雾样混浊，一起构成了视力康复路上的障碍。

我问："孩子打过一次激光吗？什么时候打的？"

孩子爸爸："哦，刚才忘说了，三个月前打了激光的。"

那么，这个孩子应该是做了右眼白内障吸除联合人工晶状体植入术，上次手术没有处理后囊膜和前段玻璃体，手术以后出现了后发性白内障。三个月前打完激光的混浊膜还有一大片滞留在中央区，遮挡下半部分瞳孔。

我们给孩子做了一些客观检查，发现这下半部分的混浊膜遮挡也相当影响光线射入眼内，然而，上半部分还是透亮的。

既然小孩复发率这么高，激光却又成功率这么低，有没有办法在第一次手术时采取措施彻底防止呢？

措施是有的，那就是，目前国际上公认的小儿白内障的手术方式，叫"晶状体切除联合前段玻璃体切除术（或联合人工晶状体植入术）"。具体来说，先用撕囊镊或者玻璃体切割头制造一个前囊膜中央直径约 5mm 的圆形前囊孔，然后把晶状体混浊物质彻底清除干净，再把中央的后囊膜撕除或切除，然后再切除后囊膜后面的小部分前段玻璃体，大一点适合人工晶状体植入的宝宝，再联合植入一片人工晶状体。经过这样的处理，中央区晶状体后囊膜和前段玻璃体切除后的区域由房水填充，前面所讲的周边残留的上皮细胞即便继续增生，当细胞爬行到后囊膜切除区边缘时，前面再也没有攀爬生长的支架了，就再也不会出现复发影响视轴区的透光了。（详见前文"小宝宝的白内障手术怎么做？"）

对于接下来的治疗，我有一些犹豫。由于孩子的人工晶状体位置下移，很可能植入位置不是很合适，再次手术难度比较大。激光造的孔上半部分目前是透亮的，也就是说瞳孔区可以有一部分光线无障碍地射入眼内。权衡利弊，我建议他爸爸先给孩子配镜，每天 7 小时遮盖左眼，来进行右眼康复训练，且待 1～3 个月，看视力康复情况，再做决定。

后发障宝宝的视力康复故事（续）

这两个孩子的后续故事发生在几个月后。

↘ 弱视康复训练，遮盖是硬道理

其中，去国外手术的那个小弟弟销声匿迹了 6 个月之久，回来复查。妈妈讲述了后续的经历，我这边检查之后，又去国外找了原来的医师做了前段玻璃体切除手术。她说："现在，手术以后一个月了，后发性白内障应该治愈了"。我试着检查孩子的视力，遮盖他的右眼，看看他能不能用左眼注视我。然而，当我遮住他的右眼时，左眼视线游离，飘忽不定，不能注视。

我用裂隙灯进行了检查，发现他的左眼瞳孔区已经是清清亮亮的了，而且人工晶状体位置很好，眼底清晰可见。说明再次手术成功了。六岁的孩子，又经历了两场这样的手术，应该基本不会复发了。

然而，这个孩子的视力并没有提升，还不能注视，可想而知，这是非常严重的弱视状态。

我问孩子妈妈："你有给他遮盖右眼训练左眼吗？"

妈妈回答得很干脆："他左眼视力很差，不肯遮盖。"

我问："所以呢？就没有遮盖吗？"

她："没办法遮呀。"

我表示很遗憾。这位妈妈貌似给了孩子最好的治疗，花大把金钱远赴国外寻求他们认为最好的手术治疗。然而，有几点做得不足，导致这孩子视力始终不提升，很是可惜。首先，在孩子2岁左右就诊断为"左眼先天性白内障"，当时我已经建议要做手术了。要知道单眼先天性白内障的眼睛自打一开始就处于劣势，弱视的治疗和训练更为困难，需要争取时间尽早开始。然而，他们却在孩子5岁了才去做手术，手术以后也没有进行任何的弱视训练。这是硬生生耽误了孩子的视觉发育黄金时间啊。其次，妈妈总是强调孩子不愿意遮盖，就没有积极采取措施，这实在是一种消极行为。孩子小的时候，比较容易接受大人管理，遮盖也比较容易，五岁的孩子确实是不愿意遮盖的，这种情况，尤其需要大人意志坚定目标明确，克服种种困难给孩子进行遮盖训练。

　　想起另一个男孩的故事。一个三岁的小男孩，右眼先天性白内障，由于伴有眼部其他的先天异常，手术难度大，一直求医无果。三岁时我给他做了手术，术后配眼镜遮盖左眼训练右眼。手术以后一个月的时候，妈妈带着孩子来复查，妈妈说："我们是很积极遮盖的，但是我很绝望，我觉得孩子遮盖没用，他遮盖了左眼连路都不能走，他很抗拒，怎么办？"我理解他们的困惑和疑虑，我说："如果孩子思想上愿意接受遮盖，只是因为看不见而产生抗拒，不妨试试每天短时间遮盖几小时，你陪着他玩。"他们回去再试了一阵子，再来的时候，妈妈面露喜悦，眼含泪花，激动地告诉我："赵医生，我们孩子看见了！前一阵有一天，我领着他出去，他挣脱我的手，指着西边说，'妈妈，太阳要落山了，红的'我太高兴了！"一个非常励志的故事啊，如果其他家长也能这么积极坚定就好了。

我们说，先天性白内障的治疗是一个系统工程，手术只是万里长征第一步，手术以后长期的弱视训练是不可或缺的。先天性白内障孩子的视力康复，需要医生和家长共同努力。

视轴区混浊，影响孩子视力康复

前文说的另一个孩子，在经过长达七个月的弱视训练治疗，没有任何进展，爸爸那个着急啊，来和我商量能不能再给他做一次手术呢？我和我的同事们经过仔细检查，发现孩子的右眼视力维持在之前的裸眼 0.25 矫正 0.3 的状态，最重要的是，原来激光打下的那层混浊膜还是留在老地方，像雾像纱般遮盖了部分瞳孔区，人工晶状体还是像之前的下移像太阳落山的样子。这个时候，其实我心里已经有了明确的结论，再次手术是避免不了的了。问题是，手术怎么做，目前的情况比较复杂，不仅需要做前段玻璃体切除消除激光打下的混浊膜，还要把人工晶状体位置调整好，由于不了解第一次手术具体状况，第二次的手术修复相对难度就比较大了。在和家长充分沟通后，我还是决定为这个孩子努力一下，再次手术，目的有二：①清除视轴区的混浊膜；②复位人工晶状体，假如没法复位，则置换人工晶状体。

手术进行得相当顺利，然而术中发现人工晶状体上面两只脚襻在晶状体囊袋内，下方两只脚襻在睫状沟（睫状沟位于晶状体囊袋的前方），这样的不对称植入，是造成日落综合征的源头。并且，沿着脚襻的方向，囊膜上长有很多的机化膜，这个机化膜连接着前后囊膜，使得分离前后囊膜重新形成一个良好的囊袋非常困难。

这里穿插一下人工晶状体科普，从构型上看，适合于囊袋内植入的一片式人工晶状体有几种不同的形状，光学面直径几乎都是 6mm，加上脚袢长度从 11mm 到 13mm 不等，有两只脚袢、三只脚袢和四只脚袢不同的种类。两只脚袢的设计，人工晶状体加上脚袢直径大约 13mm，脚袢比较柔软顺应性较好，在囊袋直径小的时候，它会屈曲脚袢适应囊袋的大小；而 11mm 左右的三只脚袢或四只脚袢的人工晶状体，脚袢的顺应性和适应性相对比较弱，虽然总直径小然而依然有可能不适应小孩子小小的囊袋。

我经过谨慎小心的努力，终于把紧密粘连的前后囊膜完整分离，也就是说，成功地重建了囊袋，那么，这个时候我和助手商量我们可不可以把人工晶状体重新调整入囊袋内呢？我想应该先试试若能顺利转入囊袋内，也就大功告成了。然而，没有那么容易，无论怎么转，人工晶状体的两只脚袢总是伺机溜出来。我这会儿算是明白了当初的主刀医师为什么第一次原生态的手术植入会做成这样的人工晶状体不对称植入，因为人工晶状体加上脚袢的总长度太长，小小的囊袋装不进去一个太长的人工晶状体。至此，我果断地决定换一个人工晶状体。我用剪刀把晶状体剪成两半，通过小小的切口取出，再取一片两只脚袢的人工晶状体顺利植入囊袋内，手术完美结束。

故事到这里远远没有结束，让我们静静等待这孩子弱视训练的结果。因为爸爸妈妈这么上心，孩子也懂事配合，我们有理由相信几个月后视力会提高的。

遮盖训练见成效

这对父子，非常认真地遵医嘱按时来复查。手术后一个月时，右眼矫正视力还是 0.3，爸爸有一点泄气，我们给他拍了眼睛的照片，让他明白眼睛情况很好，他要做的就是让宝贝儿子戴上眼镜好好看，同时好好遮盖左眼（每天 7 小时）。

手术后两个月时，矫正视力略有提升，0.4。时间再过去 3 个月，父子俩开开心心地出现在我的诊室，令我惊喜的是他的右眼矫正视力上升到了 1.0！好眼也是 1.0。这真是一个振奋人心的消息！

我推测这个孩子早些年白内障应该不是很重，视功能应该有比较好的发育基础。大家还记得之前第一次他的视力术眼 0.25，好眼 0.8 吗？随着孩子成长发育，好眼已经有了成人的正常视力 1.0 了，而术眼经过训练也达到了 1.0。

孩子爸爸告诉我，他们这几个月是严格按照我们的嘱咐进行弱视训练的。我告诉他，正是这样的认真训练才能收获这样的好效果，努力没有白费。然后，我再一次叮嘱，遮盖时间可以逐步缩短至一天两到三个小时，以巩固疗效。

合并其他先天发育异常的宝宝

周一早上出门诊，一屋子的宝宝啊。其中一位灵动的小姑娘，宝妈带着来复查。我问，"今天你一人带着孩子来看呀"，宝妈表示，"为了给孩子治病，我们费了很多心力，现在宝宝基本好了，我们也正常上班了，她爸爸上班，我今天请了假来的。"宝妈是乐观的，坚强的，这份乐观和坚强，想必也传承给了宝宝，这位三岁的小姑娘，不哭不闹，玩着自己的玩具。

合并新生儿泪囊炎，必须先治疗泪囊炎

还记得宝宝第一次来诊的情形。宝爸宝妈抱着三个月大的小女娃，长途跋涉，来到杭州求治。当时看到宝宝瞳孔区发白，同时还双眼泪汪汪的，心里边想着：这下麻烦了，要先解决泪囊炎，才能做白内障手术，时间拖得越迟，视力康复越受影响啊。

我问："去其他地方看过吗，有没有检查资料呢？"

宝妈："赵医生，我们去看过的，孩子确诊有白内障，我们想来做手术的。能不能早点安排？"

我问："宝宝泪汪汪的，好像有泪囊炎哎，要先检查一下。"

宝妈："是的，有新生儿泪囊炎，但是白内障会影响视觉发育，我们不想耽搁了，先做白内障手术吧。"

我："必须得先做泪囊手术，好了后才能做白内障手术的。

因为泪囊里大量的细菌是眼内感染的极大风险因素。"

家长理解了，表示要先做泪囊手术，去找小儿鼻泪道医师会诊。鼻泪道医师表示宝宝太小不能做泪囊炎手术，先试试泪道冲洗和探通，经过多番尝试，宝宝的鼻泪道终于通了，不再眼泪汪汪了。

宝宝四个月大时做了白内障手术，术后及时给配上眼镜，看到宝宝茫然震颤的眼神开始能够一点点的聚焦，宝爸宝妈的脸上终于有了笑容。然后，宝妈跟我说："赵医生，不瞒你说，我们宝宝还要去做别的手术呢，复查的时间我会尽量安排。"

我吃了一惊："宝宝还有什么地方不对？"

宝妈："赵医生你不知道，我们宝宝还有腭裂，宝宝嘴唇好的，你们看不出来，里边腭裂很重，需要手术。"

可怜的宝宝啊，又是白内障又是泪囊炎又是腭裂，真是受苦了。好在宝宝生命力旺盛，小小的人儿，经过这么多次手术还是茁壮成长了。

经过腭裂修复后，2岁时又来做了二期人工晶状体植入术，然后配上眼镜继续视力康复。

现在，小姑娘已经3岁了，很懂事，自己把头放到裂隙灯上给我检查，孩子眼睛注视稳定，只有轻微震颤，眼位也没有偏斜，眼睛里边的检查也显示一切安好。我跟她说话，她能够怯生生地回答我，真是令人开心。三岁的小姑娘，漂亮灵动，懂事乖巧，都算得上耳聪目明了，宝妈开心地告诉我："别的孩子会的我们宝宝也全都会，真是要感谢赵医师呢。"

像这个宝宝一样合并有这么多先天异常的孩子，临床上不是很多见。有可能是遗传性的系统性疾病，当然也有可能是宝妈孕期病毒感染等引起的。这个宝宝父母及其他家人没有类似疾病，不是遗传性疾病，妈妈孕期也很健康，所以，宝宝的这些疾病从何而来难以查清，所幸她已经接受了很好的治疗，健康成长。

⇘ 风疹病毒感染的宝宝，要注意全身其他疾病

行文至此，想起另一个宝宝，也是一个小女娃，妈妈孕期明确诊断风疹病毒感染。宝宝出生后，发现双眼白瞳症，于是在宝宝3个月大时，着急地来医院就诊，寻求尽早治疗。我们给宝宝散大瞳孔检查，发现瞳孔可以散大，角膜直径很小，晶状体完全混浊。其他倒也没有异常发现。过了几天，抽血检查的结果表明宝宝确实也曾经受过风疹病毒感染。家长和我们都着急想给孩子手术，然而，风疹病毒感染在引起先天性白内障的同时，可能会引起葡萄膜炎，即使术前没有葡萄膜炎，术后也有可能出现葡萄膜炎。小宝宝的葡萄膜炎是一件很麻烦的事情，治疗非常棘手。不敢轻易手术啊。

宝妈告诉我，孩子还有神经性耳聋。我估计这也是风疹病毒感染造成的。这样的情况，很令人抓狂，孩子眼睛看不见，耳朵听不到，这个世界对于她来说无声无色无影，所有能促进她成长的信息统统不能进入她的感知世界。真是让人着急啊。

这个小宝宝，从视觉发育的角度来说，当然得早一点手术了，已经3个月大了，得抓紧手术重建视觉通路。然而，万一手术以后出现葡萄膜炎，不仅视觉发育不好，更有可能面临反复炎症甚至眼球萎缩的风险。我把我的忧虑和担心告诉家长，我们先暂缓白内障手术，还是先去治疗耳朵吧，能解决一个也好啊。

后来，宝宝去治疗耳朵了，安装了人工耳蜗，再来找我时，宝宝已经将近 11 个月大了。

宝妈告诉我："赵医生，我们宝宝你还记得吗？风疹病毒感染过，你当时没给做手术。孩子现在能听得见，听力还不错的，接下来想好好治疗眼睛"。

我检查了这个宝宝，双眼瞳孔区发白，严重的眼球震颤伴有内斜视。这个宝宝双眼全白内障，由于不能及时治疗，现在已经出现了严重弱视，继而引起眼球震颤和内斜视。我们给孩子滴鼻麻醉以后进行了仔细检查，孩子目前眼内很安静，没有葡萄膜炎的表现。我认为，这个宝宝快两岁了，是得抓紧做白内障手术了。但是，我依然担心孩子术后出现葡萄膜炎，而且角膜直径依然比较小，所以我和家长沟通过后，决定先做白内障摘除手术，暂时不植入人工晶状体。

手术以后给宝宝配上厚厚的小眼镜，宝宝的视力慢慢地开始康复了。

宝宝三岁多了，经过两年多的康复，宝宝的视力在提高，震颤减轻了，斜视也有所好转。宝妈希望给宝宝植入人工晶状体，以给鼻子"减减负"。

我们进行了认真的评估，认为宝宝眼睛发育情况还不错，可以进行二期手术植入人工晶状体。宝宝手术很顺利，之后经过 1 周和 1 个月的检查，恢复得很好。

待到术后三个月来复查时，是奶奶带来的。我问，"这么远的路，你一人带着孩子来看呀"，奶奶表示，"孩子的病，让爸爸妈妈花费了太多时间和心力，现在宝宝基本好了，会跑会跳，还很乖，好带，爸爸妈妈上班挣钱，我来带。"奶奶说着宝宝的成长，不禁热泪盈眶。小姑娘的故事，真是让人感慨万千。一个五彩纷呈的世界，别的孩子出生后在爸爸妈妈的爱护下逐渐成长，充满好奇地探索学习，而这个宝宝，一出生就被剥夺了重要的感知能力，进入一个无声无色的世界。而且，为了避免风疹病毒引起的严重炎症，被剥夺的光明迟迟才来到。所幸，经过不懈努力，宝宝现在能看能听能说，不错的结果。

宝宝可能患有多脏器遗传性疾病，需要儿科专家诊治

有的孩子不仅仅双眼患有先天性白内障，同时可能患有其他遗传性疾病。

前一阵子诊治过一位三岁的小宝贝，爸爸抱着，双眼戴着厚厚的眼镜。

妈妈问我，"赵医生，我们宝宝4月大做了双眼白内障手术，现在来看看能不能装人工晶状体?"

这个宝宝第一次来找我看诊。我透过厚厚的凸透镜，看到了宝宝双眼瞳孔区是透亮的，可以看见眼底红光。我们给孩子散瞳做进一步检查。我留意到这位宝宝双眼似乎完全不能闭合，甚至眨眼动作都很少。我向宝妈询问了原因，宝妈告诉我，他们宝宝患有"眼脑肾综合征"，肌张力低下，所以不能眨眼。

眼脑肾综合征，顾名思义，疾病累及眼睛、大脑和肾脏，常常出现双眼先天性白内障，可能会有先天性青光眼，同时，智力发育迟缓，肌张力低下，肾功能不全。这是一种罕见的遗传病，目前的基因分析认为它是一种性连锁隐性遗传性疾病。

宝宝双眼其他情况还不错，手术应该是可以做的，主要问

题是不会眨眼引起了角膜干燥，不仅影响手术能见度，也将影响术后愈合过程。我们给宝宝使用了氧氟沙星眼膏保护角膜，几天之后角膜明显清亮起来了。我们给宝宝安排了手术，顺利打开白内障手术后留下的周边残余囊袋，将人工晶状体植入囊袋内。术后恢复过程很顺利。

前几天宝宝来复查，小家伙居然冲我笑，喊我"姨姨"。我听懂了，好开心啊，妈妈说："我觉得宝宝装完人工晶状体后好多了。"

我："嗯，有什么表现呢？"

宝妈："他想要跟人交往，都知道'巴结人'了，你看他刚才都跟你打招呼了。抓东西也比以前灵光多了。"

我："那太好了，宝宝腿脚有力气了吗？"

宝妈："一直在做康复，现在能站，牵着我们手指头能走几步去捡玩具。"

妈妈的开心感染了我。

父母子女一场是一种缘分，虽然孩子患有严重的遗传性疾病，他们倾尽心力给孩子康复治疗，宝宝的点滴进步都能博得父母一笑。我也深深地为他们而高兴。这位宝宝是不幸的，患上这样的疾病，同时又是幸运的，能够早早获得诊断，治疗和康复也有明确的方向。然而，有些宝宝除了双眼白内障，伴随智力发育迟缓或者其他障碍，但可能是疾病表现不典型，或者父母疏忽大意，没能及时诊断和治疗，可能会错过康复的最佳时机。

迟来的手术，低视力姑娘的励志人生

一天，接到温州都市报陈忠先生的电话，说要安排一个见面会，八年前贵州盲校的两位女孩来温州见见我，同时希望做一个眼科检查，约定 7 月中旬的一个周末在我们医院温州总院见面。

思绪飘回到八年前，当时十五六岁来自贵州某盲人学校的两位豆蔻少女，一个偶然的机缘来温州演出，一曲七彩阳光美妙的歌声感动了大家，然而她们看不见。后来在温州慈善家周先生和陈先生帮助下，经过我们检查并给予手术治疗，恢复了部分视力。

其中一位张姓小姑娘，患有先天性白内障一直没有得到治疗，8 岁前后才得到手术机会，据说术后视力仅仅好了一点点而且没有多久又陷入失明状态了。我推测当初她的白内障非常严重，已经患有双眼球震颤并严重弱视了，做完手术后不久又出现了后发性白内障。经过详细检查后，我发现，她双眼均已植入人工晶状体，然而不仅存在双眼的严重后发性白内障，同时右眼上方虹膜大片缺损，所以我给她做了右眼虹膜修复瞳孔成形及前段玻璃体切除术，左眼 YAG 激光后囊切开术，之后双眼视力恢复均到 0.15。

另一位刘姓小姑娘，据她妈妈说生下来就出现瞳孔区发白，直到两岁才有机会做了双眼白内障手术，术后孩子能看到一点点光。我们检查发现，这个孩子白内障术后没有植入人工晶状体，而且出现了严重的后发性白内障。所以，我给她做了双眼囊袋重建联合前段玻璃体切除联合囊袋内人工晶状体植入术，术后视力右眼 0.15，左眼 0.05。

两位小姑娘手术以后配上眼镜就出院回老家了，直到八年后的这一次，我才又看见她们。这一次，她们是行动矫健自如的明媚少女，袅袅婷婷向我走来。然而走近细看，两位少女的眼球依然有明显的震颤，她们虽然看得见，我知道她们的视力一定还是比较差的。不错，验光确定了两位姑娘的最好矫正视力都有 0.2，比八年前出院时的 0.15 有所进步，但依然处于低视力的状态。WHO（世界卫生组织）规定，0.05 到 0.3 属于低视力。

那么为什么经过两次手术，她们依然只有 0.2 的视力？

这里要跟大家再一次强调一个弱视的概念。先天性白内障，不单单是白内障，由于孩子发病月龄小，白内障阻碍了外界光线对眼底的刺激，眼底最重要的黄斑缺乏适当刺激得不到及时发育，因而形成弱视，时间耽误得越久，弱视就越严重，有些甚至严重到完全不能康复的程度。

这两小姑娘，一个到八岁才做了手术而后又复发，一个两岁手术了又缺了一个人工晶状体很快又复发了。所以，太迟手术，手术后治疗没跟上，严重耽误了她们的视功能发育。

正确的做法是，当妈妈发现怀抱里的小婴儿出现瞳孔区异常，应该及时看医生，如果诊断为先天性白内障且较严重，应该在 6~8 周前进行手术治疗，晶状体切除联合前段玻璃体切除，获得一个清晰的视觉通道并防止复发,然后配上眼镜,以后每三个月验光检查以确定是否需要更换眼镜。有些发育性白内障的孩子,可以晚些手术,通常手术摘除白内障和前段玻璃体切除的同时植入一片人工晶状体,然后配上眼镜,以后每三个月验光检查以确定是否需要更换眼镜。对于双眼白内障的孩子,手术以后及时配戴眼镜就是重要的弱视治疗措施了。而对于单眼白内障的孩子,手术以后单纯配戴眼镜是远远不够的,还得确保每天有一定的时间遮盖上好眼强制患眼看,这才是重要的弱视治疗措施。

我们这篇短文的两位主人公都是乐观积极的,故事也很励志。尤其是张姓小姑娘,虽然只有 0.2 的视力,她凭借低视力助视器,脱离盲文学校后认真学习汉文,考入音乐学院,和正常视力的同学一起学习一起演出,而且还下乡做慈善公益。我不禁想到,假如当初她能够得到及时有效的治疗,凭她的毅力和努力,还有什么是做不到的呢?

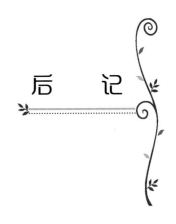

后 记

　　这本关于小儿白内障的通俗读物可以说是我基于多年医疗与学术研究的一个基本总结。其中包含了艰涩的学术研究与艰难的手术过程，我都通过生活化的语言与丰富的案例使其简单易懂。更重要的是，它也包含了我对人生的思考以及对医患关系的重新认识。小儿白内障牵涉儿童成长，也牵涉家长以及整个家庭幸福。我们在医治儿童白内障过程中，往往牵扯出背后辛酸的人生，我们触摸到各个不同的挣扎着的灵魂以及背后催人泪下的故事。通过多年的儿童白内障治疗，我终于发现，治好他们的疾患是我们医务人员的责任，将他们的故事写下来警示人们，使更多儿童白内障早日获得治疗机会，更是我们的责任。

　　我当初在产生写这本书思路的时候，得到我的师长瞿佳教授和吕帆教授的肯定与指导，在此再次表示感谢！

　　对于一个长期从事医疗以及研究学术的人来说，化繁为简不是一件容易的事。但当我写成几篇，以一种故事讲述者身份出现的时候，我逐渐进入一种忘我的状态。写他们不同的疾患与遭遇，就像在写他们不同的人生，越到后面就写得越顺畅。无论他们曾经历了多少痛苦和磨难，且还有多少患者将要面对多少考验，我都将为能服务于他们而心甘情愿地贡献自己的精力和才智。

现在，我通过自己的努力总算能将自己长期医疗实践的一些专业知识与心得体会，传递给我的读者朋友，为此我感到非常荣幸。

此书写作过程中，我最大的体会就是：作为一个眼科医生，不光要关注人们的眼睛疾患，更重要的是要用自己的经验与技术，去抚慰那些因疾患而受伤的心灵。

这本通俗读物的出版，得益于人民卫生出版社和本书编辑的热情相助，没有他们，这件事是不可能做成的。完稿之后，每一次回头审视，总是发现有一些需要修改之处，期间也得到人民卫生出版社编辑不厌其烦的建议和修订。尽管如此，本书还是可能存在一些错误和不足之处，希望读者诸君斧正，对于您能完整地阅读本书，在此表示深深的感谢，谢谢！

赵云娥

2019 年 11 月 22 日 杭州

06杭